狠狠爱自己

梅子的7堂活力达人
保鲜课

梅子 著

当代世界出版社

图书在版编目（CIP）数据

狠狠爱自己：梅子的7堂活力达人保鲜课/梅子著.—北京：当代世界出版社，2011.7

ISBN 978-7-5090-0760-0

Ⅰ.①狼…　Ⅱ.①梅…　Ⅲ.①女性－保健－基本知识　Ⅳ.①R173

中国版本图书馆CIP数据核字（2011）第136167号

狠狠爱自己

作　　者：梅　子
出版发行：当代世界出版社
地　　址：北京市复兴路4号（100860）
网　　址：http://www.worldpress.com.cn
编务电话：（010）83908400
发行电话：（010）83908410（传真）
　　　　　（010）83908408
　　　　　（010）83908409
　　　　　（010）83908423（邮购）
经　　销：新华书店
印　　刷：北京普瑞德印刷厂
开　　本：880mm×1230mm　1/32
印　　张：8
字　　数：200千字
版　　次：2011年9月第1版
印　　次：2011年9月第1次
书　　号：ISBN 978-7-5090-0760-0
定　　价：25.00元

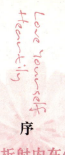

序

健康折射内在气质

十几年前，台湾歌手范晓萱的一首《健康歌》曾风靡大江南北，"左三圈，右三圈，脖子扭扭屁股扭扭，早睡早起咱们来做运动，抖抖手啊抖抖脚啊……"这支歌唤醒了人们对健康的重视，也告诉我们要时刻珍爱自己的身体。多数人虽然都能哼上几句，但真的身体力行的却相当少。

相当多的女孩子在20几岁时，仗着身体有本钱，无限地透支健康。每天的日程表排得满满的，要出差，要拜访客户，要超额完成工作争取拿更多奖金，要绞尽脑汁地升职，还要不停充电，唯恐成了落后分子；节假日又要忙泡吧、忙游乐；结了婚的女人更是忙，忙怀孕、忙生育、忙教育孩子、忙着经营婚姻……一天24小时对她们来讲是不够的，又哪里拨得出时间关爱自己的身体，呵护自己的内心？

她们像羚羊一样追逐狂奔，到30岁时，各种亚健康现象和疾病纷至沓来，容颜无华、体力不支、颈椎病、腰椎病、闭经、贫血、肥胖、肾虚、糖尿病、乳腺增生……这些"坏蛋"摧毁了她们的斗志，让她们乖乖缴械投降，举手投足间全不见年轻人应有的朝气。所谓身心相连，当身体感觉不适时，心灵也无法轻舞飞扬，因为身体的变化在潜移默化中会增加你的衰老感，让你感觉自己不够强大，久而久之就滋生了"我是弱者"的意识，进取精神多少要打些折扣，又如何能在事业上争取辉煌呢？当然，就更谈不上享受美好人生了。

所以身为女人，在20岁时就要培根固本，好好爱自己的身体，做好健康管理。只有如此，30岁后你才有资本享受幸福。健康的涵义不仅仅指身体强健，也与灵魂相连，与心灵相通，是一切美的基础。一个健康的自我表现出了女人对生命的态度和对未来的追求，折射出了女人的内在气质。懂得持续管理健康的女性会充满活力，无论年龄多大，总是神采奕奕、快快乐乐、爱笑爱俏、身手敏捷、步履娇健，周身洋溢着一股强大的生命气息，感染着和她们接触的人，也为自己带来好运。

在女人的一生中，要历经月经期、怀孕期、哺乳期以及更年期等，还要面对各种妇科疾病的困扰，这些因素注定了管理健康是一辈子的事，也是一个系统的、全方位的工程。想要一辈子都做活力达人，你就得在饮食、运动、日常调养、生活方式等方面下足功夫，有恒心、有耐心、有适合自己的调养之道，如此你才能精力充沛，成为一道亮丽的风景线。此外，你还要学习先进的生活理念，用"减法"来净化你的生活，减去不必要的负担和欲望，轻装上阵，给生活一抹从容和惬意。后天努力给你带来的不只是健康，还有美丽、修养和气质。

健康一时很容易，健康一生却需要持之以恒的付出。如果你爱自己，就请从爱自己的身体开始吧。要知道，一个在20岁就细心呵护健康之根本的女人，到30岁后，必定身心和谐，优雅高贵，令人羡慕！

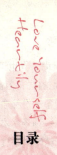

目录

73

第三章

动如脱兔，静若处子

109

第四章

减法生活：现代女性的流行方式

第五章

日常养护：将决定权握在自己手中

第六章

善待自己：常见疾病的防与护

221

第七章

心理健康，才能真正地美丽动人

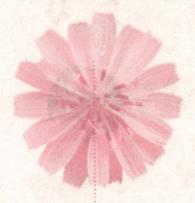

Love Yourself
Heartily

第一章

娇颜如花：健康从桃花美肌开始

初次见面，容貌和形体给对方的视觉印象迅速而直接，也在第一时间透露出你的健康密码。肌肤、秀发、玉足、身材……都在默默为你的人缘加分或减分，谁不喜欢美丽又健康的女人呢？

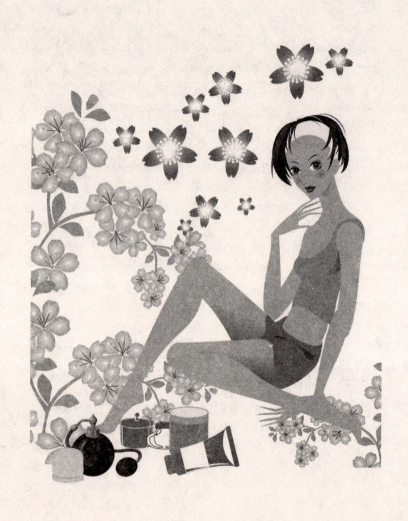

桃花美肌的 8 个指标

一个人健康与否，皮肤是很好的直观的评判指标。中医讲由内诸外，一个活力四射、精力充沛、内心平和的女人，她的皮肤自然离 A 不远。同时，好皮肤也是美女的重要标志之一，女人的肌肤可说是女性修养、生活品质和个人性情的一份特定说明书，拥有好皮肤是全世界女人的共同愿望，那么，好皮肤的标准究竟是什么呢？

好皮肤有一个综合标准，它包括皮肤健康、湿润、清洁细腻、有弹性、有光泽、有生命活力、不敏感、耐老化等。

- 皮肤健康：没有皮肤病，如痤疮、扁平疣等。
- 皮肤湿润：水分充足、看上去水水的。
- 皮肤清洁细腻：没有污垢、污点、黑头，皮纹细腻，汗孔汗毛细小。
- 皮肤有弹性：表皮光滑、平整、不粗糙、无皱纹，柔软又富有弹性，用手指按压皮肤能够迅速反弹回来。
- 皮肤有光泽：肤色柔和，充满透明感。
- 皮肤有活力：红润有光泽，不苍白，无青紫或暗黄等不良现象。
- 皮肤不敏感：中性，既不油腻也不干燥，含水量 20%，pH 值介于 4.6 ~ 6.5 之间。
- 皮肤耐老化：指随着年龄增长，皮肤的衰退速度比较慢，无枯黄、干纹、皱纹、斑点、色斑等现象。

总之，平滑、细腻、光洁、富有弹性的肌肤在视觉上可以传递美好、善良和愉悦，它是健康的，这样的肌肤看上去宛若桃花又有光泽，柔软而细腻，结实紧致且富于弹性，既不粗糙又不油腻，并少有皱纹。所以，女人在做皮肤护理的时候，要依据这些指标，进行有针对性的护理，使自己的皮肤能达到很好的平衡。这样的皮肤才是理想的美丽肌肤。

TIPS

最常见的让你毁容的护肤法

女人为了美丽愿意尝试各种手段，但是有些美容招数却隐藏着毁肤的因素，所以，请注意以下不当的护肤法。

1. 一周使用面膜 3 次以上。

2. 一天使用洗面乳 3 次以上。

3. 每天使用的保养品有 6 种以上。

4. 乳液会破坏妆容，所以，涂过化妆水之后就马上上妆。

5. 在夏天以外的季节，不做防晒也无所谓。

6. 仰睡可以避免皱纹。

7. 适合敏感性肌肤的护肤品最安全。

8. 多打几层粉底能够让肌肤完美无瑕。

9. 黑色食物会让肌肤变黑，而白色食物则会让你变白。

10. 淋巴排毒能让肌肤更好。

11. 别人用得好的保养品，无论如何也要试试看。

12. 经常浓墨重彩地化浓妆。

以上这些都是不当的美容方法，容易损害容貌，所以，面对各种美丽的信息要三思而后行。

好皮肤，第一要防晒

不少女人在美容上有一个认识误区，以为防晒是夏天的事，其他季节阳光温和，紫外线不强烈，无须刻意防晒，任由肌肤饱受日光侵袭。其实，防晒是一年四季都需要做的功课，在夏天以外的季节，紫外线也会夺走肌肤水分，破坏肌肤组织。比如说阴天，虽然没有阳光直射，但紫外线还是会透过云层，伤害肌肤。还有人认为，二十五岁以后才值得关注防晒，这是非常错误的观念。相对说来，年轻的肌肤比年老的肌肤更易受到紫外线伤害，只是积累的伤害在年纪稍长时才会显现出来，比如色斑、皱纹等。严格说来，防晒是从幼儿时代起就必须关注的问题了。

皮肤仿佛是一张干净的画布，只有画布完美无瑕，画手才能游刃有余地画出美丽的图画来，一旦皮肤老化，无论在美丽上花多大工夫，女人的美都会大打折扣。每一个女人都喜欢皮肤光泽、白皙、细腻、紧致……这一切对肌肤的美好想像都离不开防晒这个大前提。有的女人十分重视防晒，出门五步都要打伞。

美国哈佛大学医学院皮肤病学教授肯尼斯博士认为，防晒不仅仅是防止 UVB 的损伤，尤其要重视对 UVA 的防护。UVA 是长波紫外线，直接照射皮肤后反应快速而直接，会导致皮肤发炎、肌肤老化、产生皱纹、降低皮肤弹性，甚至诱发皮肤癌。UVB 是中波紫外线，照射皮肤后，会导致皮肤晒黑、免疫力降低、失去光泽。通常 UVA 的强度大约是 UVB 的 15 倍，它可以穿透云层、穿透玻璃，即使在室内也无法躲避，并可直达皮肤的真皮层，破坏胶原蛋白和弹性纤维，引起皮肤老化。

在工业高度发达的现代社会，由于空气的严重污染、大气臭氧层的不断破坏，紫外线带给肌肤的伤害日趋严重，是造成肌肤老化，甚至是免疫力降低和皮肤癌等问题的首要因素。加强防晒意识，选择科学合理的防护方法可说是每一个女人护肤的第一要事，也是女人对自己珍爱有加的体现。

那怎么选择适合自己的防晒产品呢？市场上的防晒产品种类繁多，防晒功效也是花样翻新，令人眼花缭乱，这就要求我们在挑选防晒产品之前学习一点基本的防晒知识。

太阳光线的光谱是由多种光线复合构成的，其中对肌肤损伤最大的光线就是紫外线，包括紫外线 A，简称 UVA，波长 320～380nm；紫外线 B，简称 UVB，波长 290～320nm。波长越短，热量越大，对皮肤的损伤也越大。SPF（防晒系数）是用来评估防紫外线 UVB 的。而对 UVA，目前世界上还没有一致认同的标准，采用较多的是日本化妆品工业联合所公布的"PA"标识。因此，选择防晒品时既要注意产品上标出的 SPF 值，也要注意产品上是否标有"PA"标识，这样的产品兼有防 UVA 和 UVB 的双重功能。

PA 值代表什么？PA 即"防 UVA 测定标准"，以"+"的数目区分等级，分别为 PA+，PA++，PA+++，其中，一个"+"表示可以延缓肌肤晒黑时间 2～4 倍，防晒有效；二个"+"表示可以延缓肌肤晒黑时间 4～8 倍，防晒相当有效；三个"+"表示可延缓 8 倍以上的时间，防晒非常有效。

以东方人的肤质来说，日常防晒产品只要选用 SPF 值在 8 至 15 的防晒霜即可，只有在进行户外活动或是盛夏时，才用 SPF 值在 15 以上的防晒霜。如果一味追求高防晒指数，反而会给肌肤造成不必要的负担。这是因为防晒指数越高，对肌肤的护理性能就必然降低，同时高防晒指数产品还会很油，令肌肤感到不舒适。涂抹防晒霜的作用是有效阻挡紫外线，抑制黑色素的产生，但如果用了一段时间后由于疏忽没有补充涂抹防晒霜，皮肤暴晒在阳光下，更容易晒黑甚至晒伤。所以防晒霜要经常使用，不要间断。

对于大多数职业女性来说，只在上下班的路途中或室内间接接触阳光，使用 SPF15、PA+ 的防晒品即可。对光具有过敏反应的肤质，以 SPF 值在 12 ~ 20 之间、PA+ 的防晒品为宜。

选择防晒霜时还要依据肤质来选取。油性肌肤应选择渗透力较强的水性防晒霜；干性肌肤应选择霜状的防晒霜；中性皮肤一般无严格规定，乳液状的防晒霜则适合各种皮肤使用。不同的防晒霜有不同的适用对象，不是谁用都行。在购买之前，最好先在自己的手腕内侧试一下，10 分钟内如果出现皮肤过敏，说明对这种产品不适应，可以试用比该产品防晒指数低一个倍数的产品。如果还有过敏反应，则要放弃这个品牌的防晒霜。

此外，游泳时最好选择防水的防晒护肤品，但除游泳外，还是少用为佳，因为这类产品多为油包水乳化型，涂在皮肤上有一种不透气的油腻感，使皮肤呼吸不畅，进而堵塞毛孔，经常使用会让脸上长出小痘痘。

防晒产品的主要作用在于防护，所以，你一定要在正常的洁肤、爽肤、润肤、美白程序后使用；油脂分泌过于旺盛者，有必要先使用控油产品，然后再使用防晒产品。外出防晒品应在出门之前 30 分钟涂抹，以使防晒品更好地附着在皮肤表面，发挥防晒作用。只有掌握好了以上这些防晒信息后，你才能拥有白皙健康的肤色，完美无瑕的肌肤。

不可不知的补水时刻表

干燥是皮肤老化的主要表现，体内水分一旦减少了，皮下组织就会渐渐萎缩，皱纹也就开始肆无忌惮，从本质上来说，人衰老的过程就是失去水分的过程。所以，全世界的女人都希望成为"水漾"女人！

想要皮肤水分充足，做一个水灵灵的活力美女，每天一定要按时按量地补足八杯水，而不是等到口渴时才想起喝水。

补水第一站——早晨 7 点左右

如果睡足 8 小时，也就意味着身体有 8 个小时没有喝水，那一定超级缺水了，所以清晨起床后，必须先来杯水滋润一下饥渴的身体。至于喝什么，选择可是太多啦，凉白开自然是没得说，也可以来杯蜂蜜水，补水的同时，还可以补充夜晚消耗的营养。温热的柠檬水也不错，能帮你排除体内毒素，还让你口气香香呢。但是，下面几种方式需要注意。

不要空腹喝牛奶。空腹喝牛奶不过是"穿肠而过"，胃来不及消化，小肠来不及吸收，牛奶的营养价值也就无从体现，投入产出比超低，喝了等于白喝。

早起不要喝饮料。早上起来的第一杯水最好不要喝果汁、汽水、咖啡等饮料。汽水，如可乐等碳酸饮料大都含有柠檬酸，在代谢过程中会加速钙的排泄，降低血液中钙的含量，长期饮用会导致人体缺钙。而另一些饮料有利于排尿，如绿茶，清晨饮用非但不能有效补充水分，还会增加水分的排出，造成体内更加缺水。

久置的开水不要喝。开水久置以后，水中含氮的有机物会不断被转化成亚硝酸盐，而亚硝酸盐与血红蛋白结合，会影响血液的运氧功能。保存在暖水瓶里多日的开水，其成分已发生变化，坚决不能喝！

早上别喝淡盐水。清晨起来喝杯淡盐水，非但不能补水，反而是一个危害健康的做法。生理学研究表明，人在一整夜的睡眠中滴水未进，呼吸、排汗、泌尿却照样进行，这些生理活动要消耗掉体内许多水分，早晨起床时，血液已成浓缩状态，此时喝一定量的白开水可以很快使血液稀释，缓解夜间的高渗性脱水。而喝盐水只会加重脱水，令人更加口干舌燥，补不了水反而让身体闹"旱灾"。

为了自己的健康，为了让你的脸蛋儿水润十足，以上四种水是清晨起床后要果断 PASS 掉的。另外，喝水时还要稍微斯文些。清晨，身体的各个器官刚恢复工作，如果喝水太猛，就像没有做好热身运动就直接百米冲刺的运动员一样，一定会出状况。最好是慢慢地、徐徐地、缓缓地喝这一天中的第一杯水。

补水第二站——上午 8 点左右

此刻你或许还在吃早餐，或许已经坐在办公桌前，如果你爱你的皮肤，就请给它一杯水。因为无论是公交车上、私家车里，还是在办公室，皮肤始终都面临着"干"的危险。在做好护肤工作的同时，喝一杯水，让肌肤更有能量抵御干燥。

这个时候，除了一定要喝水之外，不要忘了喝杯热牛奶，它能帮助你补充钙质和能量。而麦片、豆奶、豆浆也是比咖啡要好 N 多倍的选择。

补水第三站——上午 11 点左右

上午的工作已进行了一大半，正好可以起来活动活动，舒展一下紧绷的背部，同时给皮肤"喝"第三杯水。

此时喝水有个绝妙之处，就是可以避免在吃饭时喝水。有些女性朋友认为一边吃饭一边喝水，更容易产生饱胀感，正好达到节食瘦身的目的，但是这个方法太不科学了。进食时正是胃液、唾液分泌旺盛的时候，如果在这个节骨眼儿上喝水的话，势必会稀释胃液，不利于营养成分的吸收。此外，喝进去的水还会加重胃的负担，造成胃胀。

补水第四站——下午 1 点左右

吃过午饭，已经休息了半个多小时，可以享用第四杯水了。此时喝水，不仅能缓解吃饭后的口干，还有利于瘦身。饭后半小时后喝水，能消除体内代谢时产生的毒素，避免肠胃功能紊乱，加强消化功能，帮你维持苗条身材。当然，这时候的一杯水，也是下午高效工作的"源泉"。它能帮你赶走疲劳，唤醒你的工作热情。

补水第五站——下午 3 点左右

这时，你是不是正忙于工作而抽不出时间来喝杯水？还是害怕喝水后，不停地跑厕所？不管什么原因，错过这杯水，都是你的遗憾。

讲究情调和养生的 OL，不妨在这个时候为自己泡一杯花茶。五颜六色的花瓣漂在透明的大玻璃杯里，红的是玫瑰花，黄的是柠檬片，紫的是熏衣草，还有鲜红的枸杞不安分地跳来跳去，成熟稳重的胖大海垫底，感觉像一幅生活的缩影，有滋有味，活色生香。除了好看好喝，花茶还有抗辐射的功能。此外，喝花茶还有个专属于女人的好处呢，那就是有助于调节女性内分泌。

补水第六站——下午 5 点左右

下班前，再喝一杯水吧，帮你把办公室的补水计划画上圆满的句号。补充水分后，身体的发动机又迅速运转起来，摆脱一天的劳累，往家的方向快乐地奔去。如果觉得肚子有点儿饿，喝杯水还能帮你避免晚餐时的暴饮暴食。

补水第七站——晚上 7 点半

做饭、吃饭、清洁，下班后的这段时间忙得像打了一场仗。不过喝水可是身体、皮肤的大事，喝杯水，既能缓解晚饭后的油腻感，还能清洗肠道，更利于吸收营养。建议选择酸奶，它能更快地消化食物，还可以在晚上当成护肤面膜用。

补水第八站——晚上 9 点半

这是我们一天中的最后一杯水，喝完它，我们的补水功课就完成了。千万不要因为沉浸在电视剧或者电脑游戏中而忘了这最后一杯水！不然，等到你感觉口渴时，又该睡觉了。

睡觉前喝水可是坏处多多，最直接的反应是影响睡眠。半夜起床跑厕所，睡眠质量会大受影响。此外，晚上是身体各器官休养生息的好时光，若喝了一大杯水，至少胃是要加班工作了。第二天清晨，你会发现自己的脸肿了一圈，眼睛却小了一圈。

每天坚持喝八杯水，长此以往，皮肤一定会变得水嫩如豆腐，人也看上去健康很多。

TIPS

4 个快速补水的小招数

妙招 1：快速保湿面膜，迅速使皮肤光鲜亮丽。

真空单片包装的快速面膜，省去你用纸面膜加化妆水的麻烦，而且它通常是以保湿精华液浸泡的面膜片，比起化妆水更是珍贵，单价通常也较高，多在紧急时刻使用。

妙招 2：乳液不够"解渴"，加瓶保湿精华吧。

保湿精华的分子体积比乳液还要小，能够渗透到角质层下，滋润干燥的细胞。先涂上精华液，再抹上乳液，乳液就会像帽子一样，把精华液紧紧覆盖在肌肤表层下，延长水分被蒸发的时间。

妙招 3：婴儿保养品为你留住湿润。

膝盖、关节、嘴角常常会发生干燥脱皮现象，让爱美的你穿起短裙来总觉得不够雅观。因此洗完澡后，可在干燥部位涂抹婴儿油以改善脱屑现象。如果你得过毛囊角化症（就是皮肤表面出现一颗颗突起的小点点），婴儿油就不适合你。

妙招 4：用洗澡的蒸汽来敷脸，方便省时。

敷保湿面膜最好在浴室里，有蒸汽帮忙，面膜中的成分也更容易被快速吸收。但是使用深层清洁面膜不能在湿气重的地方，因为它靠的是面膜干了以后的拉力将毛孔内的脏污吸附出来，如果湿气太重，面膜的效果会大打折扣。

年龄保鲜始于颈

纤柔顾长的颈项从来都是女人展露性感的焦点之一，彰显着女人的优雅和气质，总能在顾盼之间左右着他人的视线。颈部之美是女性整体美的重要组成部分，也是女人个人护理品位的一份说明书。从美学上来说，美颈是有客观标准的，既要线条优美圆润挺拔，又要皮肤白皙光滑，触之如丝绒。现实生活中，这样的美颈却并不多见。

不少女性只注重脸、手的护理，对颈部的呵护与关爱少之又少，任由美丽的颈部被岁月摧残，渐渐变得松弛、横纹丛生，甚至沉积了许多脂肪，不仅破坏了女人的细节美感，还会导致人未老颈先衰，看上去老相。

与面部相比，颈部皮肤更容易生长皱纹，因为颈部皮肤十分细薄脆弱，皮脂腺和汗腺的分布数量只有面部的三分之一，皮脂分泌较少，保持水分的能力比面部差许多，皮肤容易干燥老化。加上颈部经常处于活动状态，生活中的一些不良习惯，如夹着听筒打电话，不注意防晒等，都会加速颈部肌肤的老化和松弛，引发横向伸展的皱纹，颈部肌肤一旦损坏，便很难恢复其弹性。

所以，颈部护养要提早开始，尤其是已过 25 岁的女性，更要有针对性地对颈部进行护理，颈部保养可以从以下几方面入手。

定期去美容院做专业护理：绝大多数美容院都有一整套完善的颈部护理系统，如芳香美颈护理、颈部美白护理、颈部嫩滑紧致护理等，侧重点各不相同，能全面改善颈部皮肤松弛、缺水和轮廓感下降的情况。

美容师一般会根据你的颈部状况和需求制定适合的护理方案和疗程。专业美颈护理一般分为清洁、按摩和敷膜三大基本步骤。首先是彻底清洁，去除颈部老化脱落的角质，为颈部皮肤能够吸引更多的营养扫清障碍；接着进行颈部按摩，以收紧肌肤，淡化颈纹，美化颈部线条；最后敷抹具有高度滋润和保湿作用的颈膜，为肌肤及时补充水分和营养，让颈部肌肤更紧致，润泽，有效抵抗颈部老化。还可使用专门的颈膜套，颈膜套具有高度滋润及活力补充的作用，能为肌肤即时补充水分和营养，改善干燥缺水的问题，重组弹力组织，让肤色均匀透彻，完美无瑕。这种颈部专业护理一般适合每周做一次。

如果颈部皮肤已出现松弛、缺水、颈部轮廓感下降的情况，则需实施更具针对性的颈部保养步骤。最好在专业人士的建议下，循序渐进的改善。

美颈重在日常呵护：想要拥有天鹅般的美颈，单靠一周一次的专业护理是有限的，平时也要下足功夫。

在家中护理颈部，要选用性质温和的洁面乳清洗，随后拍上化妆水。颈霜要早晚使用。如果没有专门的颈霜，也可以使用脸部护肤品，只要不是太油的面霜都可以用在颈部。

颈霜的涂法是先在掌心摩擦霜体至温热。头往上仰，双手由下往上，以手指中段的部分稍稍用力，把松弛的肉推出来。然后头部侧向右边，双手以指腹施力，在颈部左边由下往上推揉，直到耳后。然后按上面的方法换边做。最后双手大拇指一起伸出，将下腭多余的肉往前推到下巴处，再分别往左右耳按摩，还可选择品质好、有美白功效的按摩膏晚上睡前自己按摩颈部，可以淡化颈部肌肤的色素。并注意防晒。这些方法都有助于增强颈部肌肤的弹性，减少、淡化皱纹，防止松弛老化。

多做颈部旋转、拉伸运动。如果你想美化颈部线条，还要多做颈部运动，维吾尔族女性的颈部线条通常比较优美，而且修长，这和她们从小跳舞善动脖子不无关系。长期坚持颈部运动，不但有助于塑造颈部曲线，避免因下巴皮肤松弛、脂肪沉积而形成双下巴，令颈部肌肤富有弹性，而且可缓冲颈部肌肉与皮肤的疲劳感。你可以在富有节奏感的音乐声中进行颈部锻炼。

第1步：前后活动脖颈将脖颈充分地向前后弯屈，向前要达到胸部，向后时也要让颈部深深地弯屈，让头部和地面平行。

第2步：侧向活动脖子向左右两侧交替转动脖颈，使侧向肌充分得到伸展。

第3步：全方位转动脖颈用头部画大圈带动脖颈，向右转完，再向左转。

第4部：用双手内侧手掌和指肚部位交替从锁骨向上轻拉至下巴，这个动作双手从颈部一侧开始移动到另一侧，重复做 6—8 次即可。

另外，还可练习瑜伽、形体芭蕾或普拉提一类的柔韧性运动，在美化塑造全身曲线的同时，颈部形态自然也得到了美化。

养成美颈的好习惯：良好的日常生活习惯对于颈部健美具有重要的意义。比如，睡觉时枕过高的枕头易使颈部处于弯曲状态，容易产生皱纹，所以，枕头的厚度在 8 厘米较适宜；喷香水时，不要把香水直接喷在颈部。酒精挥发时皮肤里的水分也被带走，最好把香水喷在衣服上；气候冷而干燥时，可围上柔软的丝巾或羊绒围巾以保暖，防止干燥；平时需保持良好的坐、站、立姿势，尽量保持挺拔之态；洗澡时水不宜太热，以免过度刺激皮肤，造成松弛；随身携带一瓶补水喷雾，能快速、有效地舒缓颈部的干纹；经常用鸡骨头煲汤，其中的软骨素可以提高肌肤纤维的弹力，或用猪蹄炖黄豆，其胶质能增加皮肤的弹性。这些好习惯一旦养成，会形成很美的颈部。

如果颈部天生形态不美，过于细长或粗短，还可以借助衣饰进行巧妙修饰。比如颈部太过细长，会影响人的整体比例，不妨用一些辅助饰物引开别人的视线。如在颈部使用围巾，提高领子的高度，佩带引人注目的胸针等，在视觉上制造断面，使颈部看上去短一点；还可选择颜色鲜亮的口红，使别人的视线集中在唇部；选择蓬松的发型，使上部产生膨胀感。

脖子太短的人，则可以选择凹领或 V 领的服装，使脖子产生延伸感；借助稍微扁长点的项链延伸别人的视线；在颈部少量使用暗色调修饰阴影粉，加强立体感；把头发拢在脑后盘起来，亮出整个颈部。

糖米油盐酱醋茶，都能为你所用

优雅女人既要有书香气，又要有烟火气，这才符合"入得厨房，出得厅堂"的审美标准。

出入厨房，当然少不了与糖米油盐酱醋茶这厨房"七宝"打交道。它们看起来没什么特别之处，只是简单的调味品，其实都是各具特色的美容产品呢！用好这厨房"七宝"，不仅可以让你省去一笔"维修基金"，还能让肌肤白白的、嫩嫩的、滑滑的……

糖可以保湿

糖有吸收水分的功能，可以用来护肤、保湿，功效真的很棒。很多护肤品中的保湿成分，如玻尿酸、黏多醣等，其实就是糖类家族的成员。现给大家推荐一种用红糖来养颜的妙法：将3大匙红糖放入锅中加热成黏稠的浆状，待其自然冷却后直接涂在洗净的脸上，15~20分钟后洗净就可以了。每周敷2次，皮肤就会变得莹润而娇嫩。

淘米水可以美白 + 保湿

据史书记载，我国古代的民间女子常用淘米水来洗脸和敷面，能让皮肤变得白皙、光滑。另外，淘米水是纯天然的东西，性质温和，不像一些美白产品那样刺激皮肤，皮肤敏感的美眉可以放心使用。做法是将第二遍淘米水沉淀一夜。取上层清液，再加入1.5倍左右的温水，便成了美肤的洗脸水。

橄榄油可以滋润皮肤与卸妆

橄榄油被称作"液体黄金"，集美肤、护发、润唇等多种美容功效于一身。这么好的天然美容用品，你可不能错过。把脸洗净擦干后，用棉球蘸取少量橄榄油，均匀地涂在脸上，10~15分钟后，再用热毛巾稍敷几分钟，最后用干毛巾轻轻擦去脸上残留的橄榄油。每天使用，皮肤会变得格外光滑。冬天洗完澡后，用橄榄油均匀地涂抹全身，再轻轻按摩一会儿，皮肤干燥的烦恼就轻松解决了。另外，橄榄油还可以用来卸妆，效果一点儿也不会输给正宗卸妆油哦。

盐可以去黑头

皮肤长年经受风吹、日晒，如果不及时清理尘垢、死皮，就会形成一个个讨厌的黑头，给原本白净的肌肤添上瑕疵。盐既能去死皮，又能去污垢，用来去黑头那是再方便不过了。取一小勺食盐，滴入 4 ~ 5 滴牛奶，在盐半溶解的状态下，均匀地涂在脸上，鼻头可以多涂抹一些，然后用双手轻轻按摩，一两分钟后用清水将盐洗去，黑头就不翼而飞了！

花生酱可以去角质

厚厚的角质堆在脸上，皮肤怎么会有光泽？快用花生酱敷敷脸吧，它有绝对的去角质功效，会有令你意想不到的效果。方法超级简单，将花生酱均匀涂在脸上，10 分钟后抹去，再用温水洗净，就OK 了！在寒冷的冬季，双膝和手肘部位的皮肤总是很粗糙，敷上花生酱再揉一会儿，效果也是蛮不错的。

醋可以美白与祛斑

菜里加点儿醋会更有滋味，爱情里吃点儿醋会更甜蜜，皮肤若是也吃点"醋"，则能收到美白加祛斑的双重功效。想要靓丽雪肤的美眉，不妨在洗脸和洗澡的时候，在水里加一点儿醋（记住，不要太多，太多的醋容易伤皮肤），只要坚持使用，皮肤就会变得白皙透亮。如果想祛斑的话，则可以将等量的橄榄油和米醋混合调匀后涂在脸上，10~15 分钟后洗净即可。

艾蒿草可以消除浮肿

很多女性都有这样的经验，在熬夜或失眠之后的第二天，双眼和脸蛋儿都浮肿得像个桃子。这时不妨喝一杯艾蒿草茶，它有利尿、解毒的功效，能快速消除脸部浮肿，让你做个利落的职业女性。而且，艾蒿茶的味道清爽顺口，有一种淡淡的香草味，说不定会让你"一喝倾心"呢。

TIPS

把厨房变成美容间

1. 将米饭变成洗面奶

方法：当香喷喷的米饭做好之后，挑些比较软的、温热又不太烫的米饭揉成团，放在面部轻揉，把皮肤毛孔内的油脂、污物吸出，直到米饭团变得油腻污黑。然后用清水洗净脸。

功效：米饭的吸附力可粘去皮肤表面的灰尘、油脂及其他污物，令皮肤细腻洁净，具有洗面奶的功效。米饭还可以给皮肤补充营养，适合油性及毛孔粗大的皮肤进行彻底的面部清洁。

要注意的是米饭比较黏，所以清洗时要格外认真，否则容易堵塞毛孔。另外，不要选择太烫的米饭，以免烫伤皮肤。不可用力搓揉，敏感性皮肤的人不要轻易尝试。

2. 将电饭煲变成蒸面机

方法：将电饭煲里注入些许纯净水或矿泉水，通上电源，待水快要烧开时调到保温状态，就可以进行蒸面了。利用水面的热气来蒸面，时间控制在3～5分钟即可。

功效：蒸面是为了让面部加温，给皮肤增加水分，令毛孔自然张开，有助于面部新陈代谢，也有助于深层清洁。每星期可以做一次蒸面，既经济又方便。最好给头发包上头巾，防止头发掉进水里，并要时刻注意不要被热气烫伤。

3. 将橄榄油变成按摩膏

方法：清洁面部后，用毛巾擦干脸上水分。然后把脱脂棉放入橄榄油中，等脱脂棉吸满橄榄油后用其涂抹脸部。用手轻轻按摩，加强橄榄油的吸收。15分钟后把热毛巾直接敷在脸上，片刻后取下，最后用干毛巾或干纸巾擦净脸上的橄榄油即可。

功效：按摩是为了促进皮肤的新陈代谢，增加皮肤的活力与弹性。橄榄油中含有丰富的不饱和脂肪酸和维生素 E、K、A、D 及抗氧化物质，具有消除面部皱纹、防止肌肤衰老、保护皮肤、头发和防治手足开裂等作用。按摩时要记住用中指和无名指，顺着面部轮廓由内向外，由下往上按摩即可。

秀发是女人的第二张脸

在这个充满诱惑的世界，保养头发可算是一件大事，从洗发、护发、染发一直到烫发，稍微处理不当，头发面对的便可能是灾难。一头乌亮的秀发既是魅力女人飘动着的形象标识，更是一种生命的象征。

其实，头发的主要成分就是蛋白质，超过 60 摄氏度，就会变性，所以过度使用吹风机、烫发、染发，都是导致头发受损的元凶。想要有柔柔亮亮、闪闪动人的头发，并不一定要上美发院、花大把钞票护发，只要平时做好基本功，就能得满分。

怎么挑选洗发用品？

洗发用品层出不穷，但是，适合自己的才是好的。市面上出售的洗发水都标示有适合油性、干性或受损头发使用，其中的差别就在于洗净力，因此可以依自己头发的状况，做第一步的选择。

其次要看自己的工作环境，假如灰尘多，可改用洗净力较强的油性头发用洗发水；如果冬天头发比较干燥，就改为洗净力较弱的干性头发用洗发水；或是喜欢常洗头，也可以改选干性洗发水。

除了基本的清洁效果，市面上的洗发水又添加了 DNA、藻类、胶原蛋白、果酸等各种"滋养"配方，让人眼花缭乱。其实，这些产品大部分是在玩概念，洗发水无非是把要洗掉的洗掉，把要留的留下来，所以洗净与滋养的动作，别想一次完成，还是要分开。相同的道理也适用于双效或三效洗发水。所谓的双效合一的洗发水，是将洗发水加上润丝精，洗发水和润丝精原本就具有相反的作用，这样会让洗发水清洗效果变差，润丝效果也不好。

如何正确洗头？

事实上洗发水的基本成分差异不大，造成发质差异的主要原因是错误的洗发方法。正确的洗发步骤要遵循以下几步。

第一步：洗发前先梳头，把头皮上的脏污和鳞屑（死细胞）弄松。

第二步：把头发弄湿，直到底层的头发和上层的头发一样湿透为止，并将洗发水倒入手掌，加水稀释，起泡。不要直接把洗发水倒在头发上，这样会过度刺激头皮，产生头皮屑。

第三步：用指腹把洗发水均匀揉进头发里，用指腹轻轻按摩，直到形成一层厚厚的泡沫为止。

第四步：冲洗头发，直到彻底冲洗干净为止。接着再一次将一茶匙的洗发水加水起泡，轻轻地搓揉在头皮上，这次是要清洗发根，然后用水冲掉。

第五步：将润发品从头皮抹至发尾，轻轻按摩，再彻底冲掉。

第六步：因为头发湿的时候最脆弱，所以如果用力搓干，会使头发断裂或打结，因此头发清洗过后，最好先用毛巾包裹吸干，用宽齿的梳子将头发全部梳向前，用吹风机吹干，从发根吹至发尾。吹头发时，吹风机口离头发得15厘米，否则头发会过度干燥。

护理发丝有诀窍

护发的作用就是抹平头发掀起的毛鳞片，让头发平顺有光泽，看上去闪亮，且容易梳。

干性头发和受损头发每周锔油1次，补充毛发的油分和水分。每日按摩头部10~15分钟，目的是为了促进血液循环，供给表皮营养，促进皮脂腺、汗腺的分泌。洗发后可在梳子上滴少量橄榄油梳理头发。

油性头发之所以看上去油油的，根源在于头皮的皮脂腺分泌过度，使头发看上去油光可鉴，所以洗头的次数要相应增加，两天洗一次就可以了，洗完后把护发素抹在发梢上即可。和干性发质不同的是，用护发素的时候不要过度按摩头发，以免促进油脂分泌。

中性头发健康亮泽，可以说是上帝的恩宠，每10~15天锔油一次，每周3~4次头部按摩，每次10~15分钟。洗发后用少量护发素。

TIPS

染发后发色的保养

1. 80%以上的染发掉色是由于洗发时冲水所致，所以染发后要尽量少沾水，比如洗发过频、游泳或淋雨。头发遇水时，头发毛鳞片的每一段间隙因吸水而扩张，最多可比原来的间隙多出20%的空间，这就促使染剂分子容易脱逃，因而发生褪色。

2. 阳光与氯气等环境因素，会造成染后秀发的染剂分子分裂成更小的分子，这些小分子失去了原来染剂的颜色，会从毛鳞片中流失，造成染后秀发的褪色。

3. 一般洗发水等化学成分因界面较不温和，容易溶解染剂分子结构，使染后秀发的色泽与光彩渐渐流失，所以最好用带有护彩效果的洗发水。

超有效的 UP 美胸三部曲

对女人而言，美好的胸部有着其特殊的意义，它不仅能表现出女人婀娜性感的曲线美，还间接影响着女人的心理，让女人在社交活动中充满自信，更利于赢得圆满人生。然而，由于遗传、生活方式、内分泌、心理因素等方面的影响，不是每个女人的乳房都那么理想，再加上生育、哺乳、年龄以及平时不注意保养等因素，无不影响着乳房的形态美，也威胁着乳房的健康，所以女性朋友在平时一定要注意保养乳房，从以下几方面入手，为乳房的健康和美丽作足功课。

- **专业美胸塑形**：美容院的专业美胸护理一般是采用具有丰胸功效的植物精油、丰乳霜等，配合美体仪器及穴位指压，刺激胸部皮肤组织和穴位，加快胸部血液循环，使乳腺脂肪体充盈膨大，乳房看上去挺拔丰满，同时还能改善乳房萎缩、下垂、松弛等现象，重塑乳房迷人曲线，预防乳房疾病的产生。专业美胸护理一般包括清洁、按摩和敷膜三大基本步骤。这种护理最好结合女性生理周期来安排，在月经来后的第11、12、13天，为丰胸最佳时期，第18～第24天为次佳的时期，因为这十天当中影响胸部丰满的卵巢动情激素是24小时等量分泌的，正是激发乳房脂肪囤积增厚的最佳时机。通过定期的美容院专业美胸护理，既有助于美化胸部线条，轻松对抗地心引力，防止乳房变形，还能增进乳房健康，减少患乳房类疾病的风险。

- **细致认真地做好日常保养**：在做好专业护理的同时，还应每天给乳房多一些呵护。如能持之以恒的坚持，效果也是十分明显的。这里不得不提一下许多明星都身体力行的喷头刺激法，在淋浴的过程中借用喷头的水力对两边乳房进行按摩（夏天时可以尝试冷热交替），能有效刺激胸部组织的血液循环，每天几分钟，你会感觉到罩杯明显增大了；洗完澡后，坚持用精油或植物性健胸霜对乳房进行5～10分钟的按摩，从乳房中心位置以画圈的形式向上按摩至锁骨位置，然后再把范围扩大到乳房周围，直到胸部隐约发热为止。这样做不仅可以促进胸部血液循环，改善乳房外扩和下垂的现象，同时还能随时检测乳房是否有异物感；运动时或户外运动时要穿柔软的运动胸罩，使胸部活动舒适自如，平时应尽量选择有集中功能的合身内衣；保持正确的走姿、坐姿、行姿，切忌含胸驼背；每日清晨或夜晚做3～5分钟腹式深呼吸；每天做扩胸、俯卧撑之类能锻炼到胸肌的运动5～20次；给自己积极的心理暗示，如"我的乳房又长大了一点"、"我的乳房又坚硬了一点"。
- **吃出完美胸部**：现代医学早就证明，饮食连着女人的乳房曲线，乳房的状况与长期的饮食结构密切相关。西方女孩即使很瘦，依然有傲人双峰，而中国女孩一旦消瘦，乳房必然跟着大幅

娇颜如花：健康从桃花美肌开始

第一章

缩水，这就是不同饮食结构决定的。要知道，乳房是富含脂肪的腺体组织，除了部分人由于先天遗传和自身内分泌的关系导致乳房发育良好外，大多数女人要想拥有健美的乳房，就要有意识地调整饮食结构，多吃一些有利于刺激内分泌的食物。

保持乳房的圆润秀挺不妨适量吃一些鱼、肉、乳制品，以保证身体必需的脂肪供应量；富含磷脂的黄豆、花生，或是含丰富蛋白质的杏仁、核桃、芝麻等，都是良好的丰胸食物；海参、猪脚、蹄筋等这些富有胶原蛋白质的食物，也是众多女人钟爱的丰胸圣品；维生素是美化胸部的重要营养元素，其中维生素c，比如葡萄、西柚等，可以防止胸部变形，维生素E则有含量丰富的芹菜、核桃等，有助于增加雌激素分泌量，刺激乳房发育，防止胸部变形。而维生素b，比如牛肉、牛奶及猪肝等，有助于雌激素的合成，使胸形更完美。还可适量食用药膳加以补充，可在炖汤时加入红枣、山药、桂圆、川芎等具有活血补气、能药食两用的食材。

TIPS

丰胸小动作

想让罩杯UP起来，不妨玩玩以下丰胸小动作，并惯穿到每一天的日常生活中，简简单单，轻轻松松，胸部就会变得浑圆丰盈。

小动作1：经常深呼吸

深呼吸的动作不仅可以增强肺部的功能，对整个胸腔肌肉骨骼的发育也有着不可忽视的功效，能让胸部更完美。

小动作 2：双手抱头

无论你是坐着还是站着，都可以尝试将双手抱在脑后，绷住一段时间，或者左右 90 度旋转身体，就是一个简约版的扩胸运动了。

小动作 3：双手合十

双手合十这个动作来自于瑜伽动作，无论你是站着或者坐着的时候，双手合十，与肘同高，左右旋转身体，同样可以起到紧致胸部的效果。

以塑身的名义做家务

洗衣、做饭、打扫房间……主妇们总在抱怨家务的繁琐和劳累，于是请洗衣机、微波炉、吸尘器甚至小时工来帮忙，其实它们在帮你"减负"的同时，也剥夺了你锻炼瘦身的好机会！做家务也是一种非常好的塑身方式！

如果没有了去健身房的时间，聪明的你可以把一些技巧和家务活结合起来，同样能取得了很好的健身效果。

家务瘦身之纤腰篇

项目：洗衣

如果衣物不是非常厚重，你最好尽量用手来搓洗，这样等于你要代替洗衣机消耗能量，用手洗衣物 1 小时，可以消耗掉大约 190 卡路里，如果一定要用洗衣机，也可以利用晾衣服的简单动作来锻炼出纤细的腰肢和秀美的背部。

晾衣小动作：将衣服筐放在地上，背对晾衣竿，将腰和肘关节弯下取衣物，在原位扭转身体，并把衣服晾起来，左右交换进行。更可以在扭转时，身体略向后仰，增加锻炼负荷。

要点：可以将衣架适当放高些，使腰部保持伸直状态。

家务瘦身之美腿篇

项目：煮饭、洗碗

煮饭洗碗时，总有在灶台前等待水烧开、汤开锅的时候，利用这个时间，可以将灶台当做芭蕾舞的练习场所，做一些简单的腿部运动，强化大腿、小腿和臀部的肌肉。

灶台小动作：在距离灶台 90 厘米处侧站，用左手抓住台边，抬起右腿，膝盖与脚尖伸直，前后摇摆 10 次，左腿再重复做；然后面对洗菜池伸直手臂，握住池边弯曲膝盖，并坚持 5 秒钟。

要点：防止滑倒出现意外。

家务瘦身之丰胸篇

项目：擦地

擦地板是一项比吸尘更加费力的家务劳动，对于消除脂肪非常有效。擦地板 1 个小时可以消耗掉约 240 卡路里，如果能学习一些擦地的技巧动作，还可以达到丰胸美胸的目的。

擦地小动作：用膝盖着地的方法趴在地上，手伸直拿着抹布，边将背弓起边把抹布拖向膝盖。这个动作类似俯卧撑，可以坚实胸部、美化背部和上臂肌肉。

要点：手向前伸的距离不要太大，否则肩关节承受的负担就会过重。

家务瘦身之美臂篇

项目：整理床铺

整理床铺和铺被子是每天早晚必做的家务，这看似简单的劳动却也暗藏玄妙，一个人铺床单有些力不从心，但实际却是锻炼上臂的好机会。

铺床小动作：将双手伸直与身体垂直，抓紧床单两个角，向前抖动，可以每抖五下，半蹲一次。

要点：手臂一定要与身体垂直，抖动的幅度要大。

要注意的是，家务运动也有最佳时间：饭后一至两小时，身体运动最轻松。比如早上 9:00，下午 3:00，晚上 9:00。尤其晚饭后，做完家务运动后，可以洗一个热水澡，让肌肉放松。

TIPS

腹式呼吸带给你流畅曲线

1. 腹式呼吸法初级版

初级版的腹式呼吸非常简单，就是吸气时凸起腹部，吐气时收缩腹部。

人们平时都是胸式呼吸，属于浅呼吸，只用了 1/3 的肺，另外 2/3 的肺里积存了大量旧空气。如果运用腹式呼吸法进行呼吸，肺泡可以完全被使用——不断地吸气、呼气，涨大、缩小，排出废气的同进，还能按摩内脏器官，让其保持向上的健康姿态。消化系统运行良好，体内垃圾及时排出，身材自然而然就"S"了起来。

2. 腹式呼吸加强版

如果你想加大瘦身强度，那就看看这个腹式呼吸加强版吧：空腹时，双腿站立与肩同宽，可以略屈膝，呼气的同时尽力向内收缩小腹，把气息向上提，同时，肛门向内紧收，下巴紧贴胸骨，坚持 5 秒；再慢慢吸气，小腹恢复正常。这个动作很累人的，一开始做 3 次就可以，慢慢可以加到 5 次。

另外，平时站立或走路的时候，也可以采用腹式呼吸法，这样小腹的肌肉就会变得紧实。而且收腹的时候，自然会抬头挺胸，身姿会不知不觉地变好哦。

用心呵护第二心脏——脚

千里之行，始于足下。许多人都认为自己的双脚只是功能性的器官，忽略了它的健康和审美价值，让脚过于疲劳，过快"憔悴"。其实，脚是人的第二心脏，更需要用心保养。呵护玉足要从以下几方面入手。

- 浸泡。俗话说，"热水洗脚，胜吃补药"，泡脚是中医倍加推崇的养生方法。每天回家后花 20 分钟的时间用热水泡脚，水温以 40 摄氏度为宜，既能促进全身血液循环，在冬天时还能将体内寒气驱散，脚上的肌肤变得水水嫩嫩的。

对于吃苦耐劳的双足来说，简单的热水泡脚是不够的，在热水里不妨加入香薰油，如天竺葵、玫瑰、茉莉、佛手柑、鼠尾草或是丝柏树香薰油等，在缓解脚部疲劳的同时，还能让粗糙的肌肤、不雅观的厚茧都逃之夭夭。

要注意的是泡脚时间不能太长，最多半个钟头，否则双脚的局部血液循环过快，会造成身体其他部位相对缺血。其次是晚饭后半小时不宜泡脚，它会影响胃部血液的供给，日积月累会让人营养不良。另外，泡脚后不要马上入睡，趁着双脚发热的时候揉揉脚底，待全身热度缓缓降低后再入睡效果最好。

- **按摩**。按摩的具体手法是，先将按摩乳霜涂抹于足部，将脚趾一根一根向外拉扯，使之达到放松效果。从脚背至脚踝处，沿着脚趾骨的缝隙滑动按摩。足内侧握拳微用力按压，以达到舒适感受，让双脚更柔软。双脚柔软，说明你的神经末梢循环良好。
- **去角质**。角质层这东西跟干燥脱不了干系，会加速皮肤细胞老化，成为附着在皮肤表面的"死皮"。去角质就是把干燥了的老化细胞去掉，代谢出水嫩滋润的新细胞。你可以用圆滑的浮石或锉刀来磨一磨，记住，千万不要往死里磨，那样很容易导致破皮流血。正确方法是，足锉要从足跟、脚趾根部开始，沿着肌肤纹路分别向中央部位，以45度滑动进行。并且先用足锉粗面大致锉去厚的部分，再用细面进行纹路修理。

另外，去角质虽好，但也不能过于频繁，三天两头地去角质，这样很可能会刺激皮肤角质化，长茧的速度反而会更快。

- **涂护足霜**。前面做了那么多护理，结果不进行保湿巩固，那岂不是白忙一场？所以，无论你是为了缓解疲劳还是为了去除死皮，最后一步仍应定格在保湿上。一定要涂抹上专用的护足滋养霜。
- **穿足套**。想要更加滋润的话，可以在涂完乳液后裹上一层保护鲜膜进行敷脚，就会让营养滴水不漏地被肌肤吃进去啦。穿上美足套睡觉，这最后一步可是最最重要了，千万不能偷懒不做。

娇颜如花：健康从桃花美肌开始　第一章

29

- **鞋一定要舒适。**脚的美丽与健康，鞋子起着重要作用。穿着舒适的鞋是防止长脚茧的关键所在，也是确保脚部健康的主要因素，鞋子里面不妨铺上柔软的鞋垫，对于软化脚茧、防止脚汗也大有好处。

所以女人买鞋时，不要光看漂亮时尚，而要看质量和舒适度。一双好鞋不是只用来走路，而是用来追逐人生幸福的。脚不舒服，如何一往无前地追逐幸福呢？同时要记住，有时候"100%棉"并不等于100%健康，比如，纯棉质地的袜子虽然吸汗能力强，却也容易在吸汗后让双脚冰冷，妨碍血液循环，因此最好选择合成纤维与棉混合的袜子。

TIPS

挑木桶的学问

1. 木桶的材质至关重要，上好的泡脚桶一般以香柏木、橡木、檀木、桧木等为原料。目前市场上前3种材质的木桶最为常见。木桶的使用年限一般为8～10年，所以仔细挑选非常重要。

2. 厚薄。桶壁太厚，使用不方便；桶壁过薄，保温性能差。那种带沿的桶壁在3厘米以上的桶为好。当然，也可选用更厚的，那样更为稳当，脚的触感更好，只是倒水的时候费力气一些。

3. 规格。选洗脚桶并不是越宽大越好，而是越深越好。

4. 质量：做工好的洗脚桶外表光滑，手感细腻，板与板的接缝、铁箍紧实，这样的洗脚桶装水后不容易变形。

5. 配件。最好是买配有小脚凳的木桶。有小脚凳，可以放进水里搁脚，会更为舒适，也可以修剪趾甲、用火山石磨磨脚后跟什么的。最好再买块小地毯，垫在木桶下面，一来使桶内热水不致迅速变凉，二来可起到保护地板的作用。

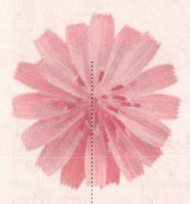

Love Yourself Heartily

第二章
健康饮食：漂亮美眉的养分

饮食之于女人，犹如泥土之于大树，有了泥土的养分，大树才能枝繁叶茂，岁岁花开。对于天性爱美的女人而言，有针对性地吃，有选择地吃，有节奏地吃，有调养地吃，才能越吃越健康，越吃越漂亮。

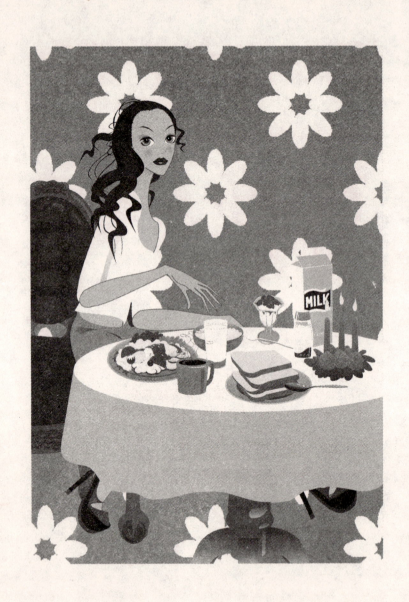

吃全餐的女人才健康

健康饮食的关键点是均衡、全面、合理，这也是健康饮食的最高境界。应该吃什么和应该吃多少，其目的都是为了获取均衡全面的营养，而营养是否均衡，则是根据摄取蛋白质、碳水化合物、脂肪、维生素、矿物质、纤维、水等七大营养素是否全面来衡量的。

吃得好不好，并不在于你吃的食物有多高级、多昂贵，而在于是否食用了多种不同类别、不同粗细、不同性质的食物，即使你天天吃上品的燕窝、鱼翅，也不如每餐都兼顾有蔬菜、水果、肉类、谷类等来得均衡和健康。不同食物种类所含的营养素不同，营养学家建议，最好能够根据国际营养学会推荐的平衡膳食"金字塔"的理想模式来安排每天的饮食。每人每天以摄取 35 ~ 40 种不同类别的食物为宜，包括有主食类、蔬菜类、水果类、肉鱼豆蛋奶类及油脂类等，而且要经常变化种类。

台湾一位著名的营养师提出的"全餐"概念很有价值，她强调每餐要吃"全餐"，吃营养组合完整的"全餐"，即"主食（淀粉类食物）＋菜类食物＋蛋白质食物＋油脂类食物"。用餐时要保证四大类食物摄取齐全，中餐、晚餐时吃"全餐"看起来要容易些，早餐怎么办？其实，早餐也要有米饭类、青菜类、蛋白质等，如果长期坚持，人会健康舒适。

"全餐"应该怎么吃，每一类食物吃多少是有讲究的：

主食包括五谷杂粮和薯类，这类食物在"金字塔"的第一层，是每天都要适量摄取的，一般以 300 ~ 500 克为宜。五谷杂粮中，以全谷类如玉米、小米、糙米、燕麦、大麦为好，这类食物营养价值较高，富含纤维素，还可促进排毒；而经精细处理过的白米、白面粉的营养价值就要差很多，但适合消化系统不良、不宜吃高纤维食

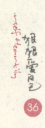

物的人食用，当然也可采取如胚芽米或糙米＋白米一类的混合吃法，这样既安全，又更有营养。薯类如地瓜、马铃薯、山药、芋头等可常吃，尤其是每天早餐食用，可帮助排泄和增加体能。但是，薯类最好搭配蔬菜一起吃，否则易引发胃酸、胀气或气滞等。

蔬菜、水果类是每天都要摄取的第二大类食物。在食物"金字塔"的第二层，对于成年人来说，每天摄取量应是 500 ～ 700 克。水果可在餐前半小时或餐后 1 小时吃，水果与其他食物的消化时间长短不一样，如果同时食用，会影响营养的吸收。

蛋白质类食物位于"金字塔"的第三层。主要指畜禽肉类、鱼虾类、蛋类、豆及豆制品类、奶和奶制品类，摄取量应是 50 ～ 100克。蛋白质类食物食用量其实是很小的，很多人在食用时容易超标，肉类食物有很多美味可口的烹调方法，往往容易导致进食过量，所以最好多食豆类植物蛋白质。不过要注意，一般豆类如鲜豌豆、毛豆、黄豆、绿豆、红豆、花生、扁豆等容易使体质燥热，引发炎症，导致尿酸高、血脂高等，应少量摄取，建议可选择较为温和的豆制品，如豆浆、豆腐、豆腐干、豆腐皮等。

油脂类是位于食物"金字塔"最上层的，每天饮食不宜超过 25克。油脂不仅要选择天然高品质油，专家还建议应该经常变换种类，以便得到更为全面的营养素。

倡导吃"全餐"的观念是很必要的，有不少女孩子为了减肥，只注重吃蔬菜、水果，也有人认为不吃主食可以保持身材，其实这些观念即不科学也不会达到预期的效果，每顿饭都要尽可能吃"全餐"，控制体形最主要的环节是调节食用量和食用肉类、油类、粮类这类易发胖食品的比例，以及良好生活方式的培养和建立。

TIPS

越吃越瘦的晚餐

1. 晚餐不过饱

中医认为，"胃不和，卧不宁"。如果晚餐过饱，必然会造成胃肠负担加重，其紧张工作的信息不断传向大脑，就会使人失眠、多梦，久而久之，易引起神经衰弱等疾病。同时晚餐过饱，必然有部分蛋白质不能被消化吸收，在肠道细菌的作用下，会产生有毒物质，加之睡眠时肠管蠕动减慢，相对延长了这些物质在肠道的停留时间，增加引发大肠癌的可能。

2. 晚餐不过荤

医学研究发现，晚餐经常吃荤食的人比经常吃素食的人，血脂高三四倍。晚餐经常吃荤食，会使体内胆固醇的含量增高，而过多的胆固醇则会堆积在血管壁上，时间久了就会诱发动脉硬化和冠心病。

3. 晚餐不过甜

晚餐和晚餐后都不宜多吃甜食。糖经消化可分解为果糖与葡萄糖，被人体吸收后分别转变成能量与脂肪。由于晚餐后人的运动量减少，而运动对糖转换成脂肪有抑制作用，所以晚餐摄入过多的甜食，会使体内的脂肪堆积，久而久之会令人发胖。

活力女人必需的七大营养

美丽离不开健康，健康离不开营养，这是一般人都有的常识和概念。可是又有多少人具备营养的基本常识，又有多少人在生活中能够真正重视营养，通过营养来获得健康，获得美丽呢？大家都知道，构成人体的营养素有七大类：蛋白质、脂肪、维生素、碳水化合物、矿物质、水和纤维，这些都是健康和美丽的源泉。

蛋白质

蛋白质是生命的基础，是构成、更新、修补组织和细胞的重要成分，是促进人体生长、发育、补充能量的重要物质。适量的蛋白质能维持皮肤正常的新陈代谢，使皮肤白皙滑嫩，富有光泽和弹性，头发乌黑发亮，指甲透明光滑。缺少蛋白质，机体就会变得消瘦无华，皮肤弹性降低，皮肤干燥无光泽，早生皱纹，头发枯干脱落等。

肉、蛋、奶、鱼是提供动物蛋白质的主要食物。植物蛋白质也有很好的完全蛋白质，如豆类蛋白质。此外，葵花子、杏仁、栗子、荞麦、芝麻、花生、马铃薯及绿色蔬菜中也都含有丰富的完全蛋白质，可以补充食用。

脂肪

脂肪是人体能量的来源之一，脂肪存储在皮下，可滋润皮肤和增加皮肤弹性，推迟皮肤衰老。人体皮肤的总脂肪量大约占人体总量的 3% ~ 6%。脂肪摄入不足，皮肤会变得粗糙，失去弹性。食物中的脂肪分为动物脂肪和植物脂肪。过多食用动物脂肪会加重皮脂溢出，促使皮肤老化。而植物脂肪不但有强身健体的作用，还有很好的美艳皮肤的作用，是皮肤滋润、充盈不可缺少的营养物质。

维生素

维生素对人体正常生长发育和调节生理功能至关重要。缺乏维生素易使皮肤枯萎和粗糙。维生素 A 能促进皮肤胶原蛋白和弹力纤维的生长与再生，更新老化细胞，加强细胞的结合力，避免和减少皱纹生长。维生素C还能美白肌肤。维生素E能强健肌肤，抵御肌肤压力，清除自由基，促进皮肤微血管循环，让皮肤明亮干净，肤色自然红润有活力。蔬菜水果是维生素的主要来源。

碳水化合物

碳水化合物是人体必需的能源物质，人体所需要的能量70%以上由碳水化合物供给，它也是组织和细胞的重要组成成分。碳水化合物能促进蛋白质合成和利用，并能维持脂肪的正常代谢和保护肝脏，从而从根本上起到美容养肤的作用。五谷类是提供碳水化合物的主要营养素。另外，增加碳水化合物摄入量，还可减少脂肪摄入量，预防慢性病的发生。

矿物质

矿物质是人体必需的元素，是骨骼、牙齿和其他组织的重要成分，能活化荷尔蒙及维持主要酵素系统，具有十分重要的生理机能调节作用。矿物质的主要来源是蔬菜、水果类。在美容护肤方面，矿物质起着重要作用。如铁缺乏时，可引起缺铁性贫血而出现面色苍白，并可导致皮肤衰老及毛发脱落；锌缺乏时，不仅可使皮肤干燥无光，保护作用下降，而且可以引起各种疾病，如痤疮、脱发及溃疡等。铜缺乏时，可引起皮肤干燥、粗糙，面色苍白，头发干枯等。

水

水是人体内体液的主要成分，约占体重的60%，有调节体温、促进体内化学反应和润滑的作用。水还具有传送的功能，人体通过水来吸收各种各样的营养物质，也借助水来排泄运送代谢物。因此合理地给机体补充水分，营造身体内正确的水流方向，是维持健康的一个有效方法。

每天饮用的水是体内水的来源，从美容的角度来讲，体内水分充足，才能使皮肤丰腴、润滑、柔软、富有弹性和光泽。当皮肤缺水时会干燥起皱，缺乏柔软性和伸展性，加速皮肤衰老。

纤维

纤维是植物中不能被消化吸收的成分，是维持健康不可缺少的因素，它能软化肠内物质，刺激胃壁蠕动，辅助排便，并降低血液中胆固醇及葡萄糖的吸收。

人体肠道内每日都有废物聚积，如不及时排出，会产生有害的物质，不但对人体健康有害，还会造成一些皮肤疾患，如痤疮及酒糟鼻等。纤维可清除有害物质，保持肠道功能正常，大便通畅，从而使皮肤健美光滑。纤维还具有较强的吸水功能和膨胀功能，容易使人产生饱腹感并抑制进食，对肥胖人群有很好的减肥作用。

纤维含量高的食物主要有米糠、麦糠、燕麦制品、豆类、小麦及蔬菜等。每天的摄入量应为 24.9 ~ 35.4 克。

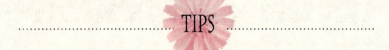

TIPS

健商（HQ）指数小测试

1. **一支牙刷你会用多久?**

　A. 不清楚，不过刷毛快起卷时，肯定会换的。

B. 听说应该常换，但总不记得，可能几个月换一次吧。

C. 经常清洗，但两个月也会换一次。

2. 你家的净水器多久没换过滤网了？

　　A. 还要换过滤网吗？我们从买到现在还没有换过呢。

　　B. 一年前吧，那次因为全家外出，净水器空置了一段时间，所以换了过滤网。

　　C. 基本上三个月一次。

3. 你的棉拖鞋一般穿多久会换新的？

　　A. 穿到不能穿了为止，反正都是在家里穿，也没那么脏。

　　B. 两三年换一次吧，每年换季时都洗洗收起来，觉得旧了就换掉。

　　C. 平常也经常洗晒，但用了一年还是会淘汰掉。

4. 你的筷子用多久了？什么时候打算换掉？

　　A. 从买到现在有几年了，还没打算换，看起来还挺好的，以前父母也都是这么用的。

　　B. 两年换一次，常常配着餐具一起换。

　　C. 半年换一次。

5. 你会多久换一次你的洗发水？

　　A. 几年没换过了，我很喜欢某个牌子的洗发水。

　　B. 两年换一次，看头发的需求了。

　　C. 半年换一次，找一些用起来都适合的，经常轮着用。

6.家中的洗碗布你多久换一次？

　　A.现在市面上卖的都是海绵式碗刷，很耐用，用半年没问题，坏了再换。

　　B.三个月，有些明显的油渍洗不掉，就会换新的。

　　C.每月换一次。

　　测试结果：选A得1分，选B得2分，选C得3分。

　　6~9分：你绝对不是个称职的好主妇，要么太传统了，要么太嫩了。总之，你的健商指数很不理想，要知道你的家中已经充斥着大大小小各种污染源了。

　　10~14分：你勉强算得上是个合格的主妇，有现代家居生活需要的健康理念，也懂得留意改善家中的健康环境，但健商指数还令人不太满意，有不少需要改进的地方。

　　15~18分：起码在塑造家居健康环境上，你应该算得上是个好主妇了。你有很高的健康指数，所以你深谙家居生活中"喜新厌旧"的艺术，能够让家中最容易传播病菌的小物件常换常新。

粗细结合，"食尚"界也流行混搭

　　时尚界流行混搭风，不同色彩可以混搭、裙装与裤装可以混搭、薄纱与牛仔可以混搭……千变万化的搭配方式展示出不同的风情。同样地，在"食尚"界也流行着混搭风，比如荤菜与素菜搭配、正餐与零食搭配等。只要混搭有理，就能保证人们的膳食平衡全面，也就能永葆健康。目前，粗细混搭正风靡"食尚界"，简单地说，就是将粗粮与细粮巧妙又科学地搭配着一起吃。

　　那么，什么是粗粮？粗粮有小米、黄米、大麦、荞麦、玉米、高粱、青稞；黄豆、毛豆、蚕豆、绿豆、红小豆、豌豆、土豆；红薯、山药、栗子、菱角、花生米、芝麻等。什么叫细粮？细粮有稻米、小麦，稻米又分为大米和糯米。

粗粮属于平性食物，它们的组织不容易被人体吸收，但具有改善胃肠微生物菌落和产生低热量的生理功能，能有效防治糖尿病、便秘、心脑血管等疾病，还能预防抑郁症、抗癌及减肥等。而细粮含有较多的氨基酸、蛋白质、微量元素等，比如大米就含有人体所需的多种氨基酸，且蛋白质的含量也高于粗粮。因此，将粗粮、细粮混合食用，就是将二者的优点相结合，既改变了粗粮口感不好的缺点，还能弥补细粮粗纤维素、B族维生素和矿物质等的不足。那么粗粮与细粮到底怎样搭配才好呢？具体说来，可采用以下这些搭配方法：

- **黑米 VS 东北大米**：黑米比较硬，而且很粗糙，不太适合用来煮饭，但如果熬粥，口感就好多了。可以将黑米与东北大米按照1：4的比例混合，一起煲粥或者煮糖水。

- **小米 VS 大米**：小米与大米一起熬成二米粥，是粗细粮搭配的经典粥品。按照传统熬粥的方法，将小米与大米按照1：4的比例混合，洗净后，加水煲粥，30分钟左右，一锅香喷喷的二米粥就煲好了。

- **小米 VS 薏仁米、白果等多种原料**：将小米与珍珠米、薏仁米、黑米搭配，再添加些白果、莲子、桂圆等配料，熬成的八宝粥，不仅营养丰富，而且美味可口，难怪它会成为风靡全国的粥品。

- **高粱米 VS 东北大米**：高粱米单吃有粗糙感，将其与口感细腻的东北大米以1：4的比例搭配，然后煲粥或煮成高粱大米饭，口感独特，而且利于消化。

- **大豆 VS 大米白面**：大豆富含促进身体发育、增强免疫力的氨基酸,而大米白面的赖氨酸含量非常低,两者可以说是最佳"拍档"。

- **玉米 VS 面粉**：玉米与面粉搭配,可以做成多种美食,比如玉米饼、玉米馒头、玉米糕、玉米窝窝头、金银卷等等。玉米独特的香味和金黄的颜色,使得做出来的面食不仅美味而且好看,金灿灿的玉米饼,别说是小孩,就是大人看了,也会口水直流。

- **荞麦 VS 小麦面粉**：荞麦与小麦面粉是"黄金搭档",可以做成荞麦饼、荞麦馒头等,而荞麦面条更是经典的面食。

看来,将粗粮、细粮按照科学饮食原则搭配,人体就会像海绵吸水一样,充分而全面地吸收到各类营养,什么疾病都不能轻易入侵人体。所以,从现在开始行动起来吧,学些粗细粮的"混搭法",你就守住了自己和家人的健康。

TIPS

粗粮中的五大明星

第一名：公认的"黄金作物"——玉米

玉米是公认的"黄金作物"。它含有多种特殊的营养素,如蛋白质、脂肪、铁、钙、磷,还含有镁、硒等人体必需的微量元素。因为这些特殊的营养素,玉米具有多种食疗功效,能增强体力和耐力,延缓衰老以及抗癌。

第二名：五谷之首——小米

小米的蛋白质含量比大米高,含有一般粮食中不含有的胡萝卜素,而维生素B的含量位居所有粮食之首。小米所含的色氨酸含量也高居谷类之首，色氨酸具有调节睡眠的作用。此外，小米的含铁量比大米高一倍，对产妇产后滋阴养血大有帮助。

第三名：健康之禾——薏米

薏米含有"薏苡仁脂"、"薏苡仁内脂"等抗癌成分，能降低癌症的发生概率，抑制癌细胞的扩散。薏米含有多种维生素和矿物质，且容易消化吸收，薏米粥是养胃佳品。而且，薏米含有丰富的维生素E，经常食用可使皮肤光泽细腻。

第四名：人类未来的"第三主粮"——燕麦

中外营养学家都提倡，燕麦应成为人类继稻米、小麦之后的"第三主粮"。燕麦的营养价值十分高，蛋白质含量占15%，脂肪含量占8.5%，分别是面粉和大米的2倍和4～7倍。维生素E的含量高于大米和小麦，钙、铁、磷的含量也非常高。燕麦还含有人体所需要的全部氨基酸。早餐常喝燕麦粥，能保证每天精力充沛。

第五名：米中一"奇"——黑米

研究表明，黑米的颜色越深，表皮色素的抗衰老效果越好，常吃黑米，有助于保持青春活力。

黑米中含有较多的膳食纤维，淀粉消化速度比较慢，血糖指数仅为55，而白米饭为87，所以吃黑米不会像吃白米那样造成血糖的剧烈波动。此外，黑米的色素中含有丰富的黄酮类活性物质，是白米的5倍，能有效预防动脉硬化，所以，糖尿病人和心血管疾病患者应多食用黑米。

小女人必吃的抗衰老食物

女人都希望能永远留住青春。随着光阴的流逝，有些人过早就告别了青春岁月，脸上满是无情的岁月痕迹，而有些人却总是比同年龄的人显得年轻，时间仿佛在她的脸上凝结了，这是为什么呢？经国内外的一些专家研究认为，青春常在、体魄健美、年轻有活力的原因，关键在于饮食。俗话说："药补不如食补。"想要拥有天使的面容、魔鬼的身材，就要从饮食开始。

女人必吃的抗衰老食物有：

苹果：苹果含有纤维素、维生素 C 和糖，可防止皮肤生疱疹，保持肌肤光泽。

草莓：草莓可以改善肤质，减轻腹泻，缓解肝脏及尿道疾病。同时，草莓还可以巩固齿龈，清新口气，滋润喉部。

橙子：橙子有助于增加皮肤弹性，减少皱纹。

矿泉水：矿泉水可使皮肤柔软、娇美、白皙，有助于消化、解毒、促进胆汁的分泌。

酸奶：酸奶不仅有助于消化，还能有效地防止肠道感染，提高人体的免疫功能。酸奶脂肪含量低，钙质含量高，还富含维生素 B_2，这些元素都对人体大有裨益。

绿茶：绿茶内含有的茶多酚是一种健康作用非常强的植物化学因子。日本研究表明，每天饮用 10 杯绿茶可以降低患心脏病的危险，用它做漱口水还可以抑制口腔细菌的生长。

坚果：坚果是植物的精华部分，一般都富含蛋白质、油脂、矿物质、维生素，对人体生长发育、增强体质、预防疾病有非常好的功效。

巧克力：巧克力有镇静的作用，它的味道和口感还能刺激大脑中的快乐中枢，使人变得快乐。

贝类：贝类含有维生素 B_{12}，有助于保持皮肤弹性和光泽。

金枪鱼：金枪鱼含有大量维生素 D、钙和磷，有助于牙齿和骨骼的健康。

鲫鱼：鲫鱼含有全面而优质的蛋白质，对肌肤的弹力纤维构成有很好的强化作用，尤其对因压力、睡眠不足等精神因素导致的早期皱纹有奇特的缓解功效。

豆腐：除了鱼虾类，豆腐也是非常好的蛋白质来源。同时，豆类食品含有一种被称为异黄酮的化学物质，可减少强有力的雌激素活动空间。

胡萝卜：胡萝卜富含维生素A，可使头发保持光泽，使皮肤柔软。

冬瓜：冬瓜富含丰富的维生素C,对肌肤的胶原蛋白和弹力纤维，都能起到良好的滋润效果。经常食用，可以有效抵抗初期皱纹的生成，令肌肤柔嫩光滑。

洋葱：洋葱可清血，降低胆固醇，抗衰老。

鸡蛋：鸡蛋不仅能增强记忆，同时也是天然的抗衰老佳品。因为鸡蛋中含有大量的硒元素，能在肌肤表层构筑一层自然的"防晒保护层"，帮助肌肤有效抵御太阳光造成的老化现象。而且，硒元素还可以降低患皮肤癌的几率。

大豆：大豆是植物中雌激素含量较高的食物之一，这对女性健康是极其重要的。

香菜：香菜中富含、钙、钾、锌、维生素A、C等元素，香菜还可利尿，有利于维持血糖含量并能防癌。

马铃薯：多吃马铃薯可以缓解燥热、便秘，还可以养护脾胃、益气润肠、消除眼袋，把马铃薯片贴在眼睛上，可以减轻眼袋。

菠菜：菠菜含有维生素和铁质，有助于保持皮肤、指甲的美观。

圆白菜：圆白菜中维生素C的含量非常高，同时它还富含纤维，能促进肠胃蠕动，让消化系统保持年轻活力，并且帮助排毒。

麦芽：麦芽富含维生素E、蛋白质，有助于头发的生长和秀美。

蘑菇：蘑菇营养丰富，能提高免疫力，帮助减肥，而且蘑菇中含有很高的植物纤维素，可防止便秘、降低血液中胆固醇的含量。蘑菇中的维生素 C 比一般水果要高很多，可促进人体的新陈代谢。

西红柿：西红柿是很好的美白食物。此外西红柿中含大量维生素 C，有增强机体抵抗力、防治坏血病、抵抗感染等作用。

芝麻：芝麻中的维生素 E 含量是蔬菜的 6 倍，而维生素 E 具有滋养皮肤的作用。长期吃黑芝麻不仅会让毛孔变小，让皮肤有光泽，还会减少黑眼圈的发生。法国女医学家指出，每天吃 25 克黑芝麻，连续吃 6 个月，相当于做一次光子嫩肤所起的美容作用。

爱美的你在饮食上除了要经常吃这些抗衰老食物外，还要注意少吃容易衰老的食物，例如含铅食品、腌制食品、霉变食物、高油食物、膨化食物、酒精食物等。

TIPS

菠菜搭配宜与忌

完美伴侣

猪肝＋菠菜　猪肝和菠菜均富含叶酸、铁等造血原料，对女性来说，补血是一生的功课，常吃这道菜，不只能补血，还能防治贫血。

大蒜＋菠菜　菠菜中含有丰富的维生素 B_1，与富含大蒜素的大蒜搭配食用，可消除疲劳、滋养皮肤、集中注意力。

鸡蛋＋菠菜　菠菜中的钙含量高于磷含量，搭配磷含量高于钙的鸡蛋，有助于人体达到钙与磷的摄取平衡。

鸡血＋菠菜　菠菜和鸡血都含有丰富的营养素，二者同食，不但营养丰富，还可养肝护肝、净化血液。

危险搭档

奶酪＋菠菜 菠菜中的草酸与奶酪中的钙易形成草酸钙，阻碍人体对钙的吸收，并容易引起结石。

食醋＋菠菜 菠菜中含草酸，醋中含有多种有机酸，两者共用会阻碍钙质的吸收，还会损伤牙齿。

豆腐＋菠菜 菠菜中含有的草酸与豆腐中的钙结合，会影响人体对钙的吸收，并引起结石。

黄瓜＋菠菜 黄瓜中含有维生素 C 分解酶，与菠菜同食，会破坏菠菜中的维生素 C。

核桃＋菠菜 二者均是草酸盐含量很高的食物，同时大量食用，会影响钙、铁的摄取并引发结石。

宠爱自己，就备一份补血菜单吧

女性的月经期长达 40 年之久，每一次生理周期耗血多，若不善于养血补血，就容易出现面色萎黄、唇甲苍白、肢涩、发枯、头晕、眼花、乏力、气急等血虚症状。严重贫血者，还极易过早出现皱纹、白发、脱牙、步履蹒跚等早衰症状。血气足，皮肤才能红润，面色才有光泽，因此，女性若要追求面容靓丽、身材窈窕，必须重视养血。养血并非一定要吃各种补品，只要调整饮食就可以改变血虚的症状。

在日常生活中，女性应当适当多吃些富含"造血原料"——优质蛋白质、必需的微量元素铁、叶酸和维生素 B_2 的营养食物，如动物肝脏、肾脏、血、鱼虾、蛋类、豆制品、黑木耳、黑芝麻、红枣、花生以及新鲜的蔬果等。

下面来介绍一些补血食品，常见的有菠菜、金针菜、黑豆、龙眼肉、发菜、面筋、胡萝卜等。

菠菜：菠菜是最常见的蔬菜，也是有名的补血食物。菠菜内含有丰富的铁质胡萝卜素，可以算是补血蔬菜中的代表。

金针菜：金针菜含铁数量最大，比大家熟悉的菠菜高了20倍。同时金针菜还含有丰富的维生素A、B、C以及蛋白质、脂肪等营养素。

黑豆：我国古人就认为吃豆有益，多数书上会介绍黑豆可以让头发变黑，其实黑豆也可以生血。黑豆的吃法随各人喜好，如果是在产后，建议食用黑豆煮乌鸡。

龙眼肉：龙眼肉除了含丰富的铁质外，还含有维生素A、B以及葡萄糖、蔗糖等，补血的同时还能治疗健忘、心悸、神经衰弱和失眠症。

发菜：发菜的颜色很黑，不好看，但发菜内所含的铁质较高，用发菜煮汤做菜，可以补血。

面筋：面筋是常见的民间食品，一般的素食馆、卤味摊都有供应，面筋的铁质含量相当丰富。

胡萝卜：胡萝卜含有很高的维生素B、C，同时又含有一种特别的营养素——胡萝卜素，胡萝卜素对补血极有益，用胡萝卜煮汤，是很好的补血汤饮。

需要注意的是，贫血者应少喝茶，多喝果汁。尤其是吃正餐时不能喝茶，吃正餐时喝茶，会减少铁质吸收量达60%，喝咖啡则会减少40%。食物中的铁，是以三价胶状氢氧化铁形式进入消化道的，经胃液的作用以后，高价铁只有迅速转变为低价铁以后，才能被吸收。茶叶中含有大量鞣酸，易与低价铁结，形成一种不溶解性鞣酸，从而阻碍铁的吸收，使贫血病情加重。

而蔬果及谷类中所含的非血性铁质，如果和维生素C同时摄取，可增强人体的吸收，因此吃正餐的同时，贫血病人不妨喝杯果汁，这样可使非血性铁质的吸收量增加4倍多，对改善贫血症状很有帮助。

4个养血小动作

1. 捏捏脚

将一条腿放于另一条腿的膝上，用拇指、食指和中指把脚趾向上扳，用手掌后侧推搓脚上的涌泉穴，并配合呼吸；吸气时，手向后搓，呼气时，手向前搓，一呼一吸为一次，时间少时 8 次，时间多时 64 次。然后换另一只脚，方法相同。涌泉穴是肾经井穴，反复推搓可以降低血压，养肝明目。

2. 踮脚尖

人在踮脚时，由于双侧小腿后部肌肉的收缩挤压，可促进下肢血液的回流，加速血液循环，缓解下肢酸胀，防止下肢静脉曲张和皮肤色素沉着。具体做法：双脚并拢着地，用力踮起脚跟，保持 2~3 秒，可重复多次。

3. 伸懒腰

伸懒腰可引起全身大部分肌肉的收缩，使淤积的血液被赶回心脏，从而大大增加血流量，改善血液循环。

4. 深呼吸

深呼吸促进肺部排出浊气，增加肺活量和血液中的含氧量，加快血液循环。

文火煲慢汤——汤汤水水养美人

古人云"宁可食无馔，不可饭无汤"，可见，中国人自古就爱煲汤。煲汤素来为女性朋友所青睐，不但做法简单，而且营养极其丰富，对身体健康以及美容美体都有很大作用。尤其是广东、台湾、香港等南方地区的女性，尤其注重煲汤，在汤汤水水的滋润下，女人们被滋养得皮肤细腻，心情也调理得一派怡然。

习惯了加速度的现代人总是嫌煲汤太慢，其实细想一下，在"汤汤水水"的世界里，文火久炖的药材可以进补，食材丰富的煲汤可以解暑驱寒。煲一种汤，数十种汤料，一大块猪骨瘦肉或者数条鱼、一整只鸡，再来些章鱼、瑶柱、鲍鱼、螺片之类，加上数小时文火慢炖，营养都跑到汤水中去帮你滋补养颜。如此细致地呵护自己的身体，如此宠爱家人，该是一件多么幸福快乐的事啊！

煲汤时应选择富含营养的食物或温和平补的食用中药，比如山药、百合、莲子、山楂等，以及人参、当归、枸杞、黄芪等，再加上一些性味相投的主料，如鸡（勿选肉鸡，须选择柴鸡、乌鸡）、羊肉、猪肉等，注意不要不分材料的性味而一味求多。

煲汤最讲究文火熬煮，所使用的食材体积较大，所以煲汤时间至少要1～2小时；海鲜、鱼类、蔬菜类煲1～2小时即可。煲汤的食材选择空间很大，煲汤时，要依食材的软硬程度、易熟程度依次放入。像一些不耐煮的食物，如冬瓜、丝瓜、枸杞、陈皮等可中途放入；药材可和冷水一道入锅，不影响其中的营养成分；而肉类和排骨类，要先焯烫过，等水滚了再放；叶菜类不宜久煮，不太适合选用。煲汤的水量宜多不宜少，建议加水量为每人喝汤分量的2倍。食材经过文火熬煮，食物的香、鲜已经溶入汤汁中，此时食材已经软烂，口感差，而且只喝汤不吃料一样能摄取到汤汁的鲜美和营养，当然，如果你喜欢或是怕浪费的话，也可以将食材吃完。

汤煲得是否鲜美，和锅也有很大关系。最好使用砂锅或是陶锅，耐久煮，保温效果好，可防止因长时间烹煮而烧干锅内汤汁，也可保存汤汁的鲜、香、味。这里,就为女性朋友推荐几款家庭滋补美容煲汤食谱。

- **人参补骨汤**:鸡爪与肩骨洗净,余汤备用。汤锅中加入足够的水及鸡爪、肩骨,并放珍珠粉少许、鹿茸50克、人参150克一起用大火煮30分钟,再改小火煮2小时。起锅前加入适量盐和酒再煮5分钟即可。此汤可以预防骨质疏松,并且具有养颜的功效。
- **鲜奶炖木瓜雪梨**:先将鲜奶加糖煮热,再放入去籽去皮切成大粒的木瓜和雪梨,煮30分钟即成。鲜奶与木瓜的双重美白效果,配以润心的雪梨,真是由外靓到内。
- **黄豆猪肝汤**:猪肝、黄豆各50克,洗净同炖汤食,每日1次。此汤可使面部容光焕发,青春永驻。
- **花生红枣汤**:花生米30克,红枣10枚,同煮烂,加入适量冰糖。吃花生米、枣,喝汤,每日1次。长期坚持可达美容养颜的作用。
- **猪蹄黄豆汤**:猪蹄2只,泡好的黄豆半碗,枸杞、姜、葱少许。将猪蹄洗净,切开几瓣后放入砂锅,再倒入泡好的黄豆、枸杞和姜,加少许料酒和足够的水,大火煮20分钟后少许白胡椒,然后改中火、小火。注意撇掉汤上的油,直到汤雪白,骨头变酥,关火放葱焖一会儿,最后添加盐和味精调味即可。
- **香菇鸡蓉羹**:香菇50克,鸡肉100克,粟米汤1罐,油、盐适量。将鸡肉切成丁儿,香菇用水浸软后切片。将粟米汤放入锅内煮滚,10分钟后放鸡肉和香菇,再煮5分钟调味便可饮用。此汤可健胃消食,滋养皮肤,有助于美容。
- **牛肉萝卜汤**:胡萝卜、青萝卜、牛肉各适量,一起放入锅内煲

3个小时，最后加盐、味精调料即可。此汤味道鲜美，且营养丰富，可刺激激素分泌，调理月经，防止皮肤粗糙，使头发乌黑柔亮。

需要注意的是，煲汤在冷水时下料比较好，因为热水会使蛋白质迅速凝固，不易释出鲜味。但中途不要添加冷水，因为正加热的肉类遇冷收缩，蛋白质不易溶解。同时注意不要过早放盐，否则盐会使肉里含的水分很快跑出来，也会加快蛋白质的凝固，影响汤的鲜味。

TIPS

砂锅使用小窍门

1.砂锅第一次使用时，最好煮一次稠米稀饭，用以堵塞砂锅的微细缝隙，防止渗水，如果出现了裂纹再煮一次米粥用来修复。

2.从火炉上端下砂锅时，要放在干燥的木板或草垫上，别直接放在瓷砖或水泥地面上。

3.注意不要干烧，砂锅由土制成，严禁干烧。另外不要在还很热的时候用水洗，会容易坏裂。

4.洗锅时不打湿锅底，上火时确认锅底是否干燥。每次使用以前，须先揩干砂锅外面的水，煮的时候如果发现水少了，应及时加点温水。

5.如果感到锅里易留味，则试试在砂锅里放热水加茶叶煮的方法。

拜托，请吃对零食

不少女人都爱吃零食，其实，吃零食也是一门大学问。会吃零食的女人不单满足了味蕾的需求，还一箭双雕，为健康加了分。选购零食时，你不妨参照以下标准，有针对性地买，做个随时随地呵护身体的健康达人。

最能为身体加"碱"的零食

健康人的血液应该是呈弱碱性的，随着一些不良生活习惯的影响，比如经常吃荤食、熬夜、情绪烦躁等因素，会让人们的血液慢慢转变为酸性，身体处于健康和疾病之间的亚健康状态，医学上称之为酸性体质，对女人来说，首先会导致内分泌失调，荷尔蒙异常分泌，睡眠质量差，气色也不好。此时就要多吃蔬菜、水果等偏碱性食物来平衡酸碱。另外，吃点特殊小零食，也是平衡酸碱的好帮手，比如坚果、葡萄干、奶制品、话梅等。

最绿色的膨化类食品

膨化类食品的鲜味比较浓郁，又含有较高的脂肪与热量，有时候可能会影响到你吃正餐的胃口，这方面薯片是罪魁祸首，它以每25克含526卡路里的热量高居黑名单榜首。

但有些膨化类食品却对健康有所裨益，如五谷杂粮圈，五谷的成分使得它比其他膨化类食品更健康，每包约含125卡路里，对于高血脂和减肥人士，绝对是好选择。

果蔬片是目前最流行的健康膨化类食品，虽然价格稍微有点高，但绝对要比薯片、爆米花健康得多。所谓"三日可无肉，一日不可无菜"。拿混合蔬菜片来说，一般含有青椒、番茄、洋葱、黄瓜、胡萝卜等，其中，绿色、黄色、白色蔬菜的营养依次递减，颜色越深的蔬菜营养价值越高。

最"卫生"的肉脯

"无肉不欢"的人有句口头禅——"宁可居无竹，不可食无肉"，可见"肉"的魅力。经过脱水处理的肉，成了肉干，辣味的、原味的、果味的，满足了不少人的口味。

其中，牛肉干的营养成分、热量和胆固醇都是同类食品中的佼佼者，值得一提的是，牛肉中还含有帮助人体吸收维生素的脂肪酸，而且它的卡路里远没有奶类零食和花生高，吃得略多一点也不必担心身材问题。

相对来说，火腿肠的营养成分要差得多，其他真空包装的酱汁肉类食品如凤爪、鸡鸭翅和酱蛋，有较多不卫生隐患，在挑选时尤其要注意。

含微量元素较多的海味零食

经过加工后的海鲜类零食，营养成分虽然难免流失一些，但在零食中已经是微量元素之王了。海鲜类零食，如鳕鱼丝、日式芝麻海带、鱼干、海苔，都含有铁、锌、碘、硒、锰等多种微量元素，除味道鲜美之外，营养价值也颇高。

最"经典"的蜜饯

葡萄干、西梅和话梅历来是零食中的经典。拿话梅来说，每颗仅含8卡路里的热量，却具有开胃、生津止渴、醒脑怡神的作用。山楂片、陈皮、冬瓜片也是减肥人士的佳选。

"花朵干"也是不少女性的最爱，常见的"花朵干"有玫瑰花、百合花、千日红等，拿玫瑰花来说，是最适合女性食用的花朵，美容养颜，防止便秘，降火气，调经活血，被制成花干后，仍然保留了整朵玫瑰的原形，加上适当的辅料，味道香甜，消除了原来的涩味，真是养眼又养颜。

最"甜蜜"的糖果

虽然说糖果多吃不宜，但它们疏解忧郁情绪的作用不可小觑。水果糖、咖啡糖、薄荷糖、棒棒糖、太妃糖、QQ糖、棉花糖，几乎每一种糖果都能给人带来甜蜜的幸福感，那是一种重回童年的简单满足，是拂去现代快节奏工作压力以及悲伤郁闷时候的"良药"。

口香糖和一般的糖果不同，它也是现代人必备的包中之物，饭后咀嚼能帮助消化，但咀嚼时间不宜过长，尤其空腹时不要食用，以免引起胃病。

最能"食疗"的零食

食疗不一定需要又炖又熬，找对零食，一样可以吃出健康。

首先，给患有高血压的人推荐时尚小吃——香蕉干，因为香蕉含有钾，可以使人体内过多的钠离子排出，从而降低血压。此外，香蕉还含有一种叫做Lectin的蛋白质，有一定的抗癌功效。冬天老人家吃过多新鲜香蕉容易伤到肠胃，那就嚼点香蕉干吧。

第二招，如果你爱吸烟，最好嗑点瓜子，普通的葵花子含有丰富的亚油酸，这对嗜好烟酒的高血脂一族大有好处。

第三招，如果你缺钙，不妨吃一点奶酪饼干，奶酪是钙的"富矿"，可使牙齿坚固。

热衷于养颜的女人，可以来点花生酥，它富含维生素 B_2，是美容良品。

营养价值最"特殊"的坚果

葵花子、南瓜子、西瓜子、开心果、核桃等坚果类食品，它们最特殊的营养价值就是其中富含的不饱和脂肪酸。但要注意不能多吃，如葵花子多吃会引起胃部不适。每天一小把坚果，是最健康的吃法。

像油炸食品、汽水可乐、蜜饯果脯、烧烤食品等都是不少女人的最爱。从营养学角度来说，这些垃圾食品不能多吃，但也不是完全绝缘，如何健康地吃它们，要讲究吃法。比如可以在正餐前 2 小时吃少量零食，既可以增加热量摄入，也可以产生饱腹感，避免正餐时吃得太多。如果吃这类东西过多，就要有意识地多补充些高蛋白类、果蔬类食物，保证营养与热量的均衡。

TIPS

小测试：你是酸性体质吗？

请诚实地回答下面的问题，并且不要忘了数你一共答出了几个"是"。

1. 明明睡够了时间，早上起来却还是困困的。

2. 看到床，就觉得亲——总是很累。

3. 一起去郊外，蚊子却总盯着你咬。

4. 皮肤问题此起彼伏，绵延不绝。

5. 发烧或感冒是你常常碰面的老"朋友"。

6. 经常头疼、腿痛、肩酸、腰酸还找不到原因。

7. 第一次见面的陌生人都会毫不犹豫地向你推荐减肥药。

8. 不明白旁边的人为什么把饭吃得那么香，还咂吧嘴呢。

9. 刷牙的时候，牙龈总是出血。

10. 一点点小伤口也会化脓。

11. 忍不住喝可乐。

12. 是肉食动物，每一顿饭都无肉不欢。

13. 你还要抽烟或抽二手烟。

14. 工作总一相情愿地想速战速决，打不了持久战。

测试结果：如果以上问题，你已出现了 6~8 种情况，那就说明你的酸性体质已到了相当程度。

排毒饮食，让你无"毒"一身轻

随着生活环境的改变和物质条件的变化，我们每天呼吸了太多被污染的空气，接收了太多的辐射，吃了太多加工过的防腐产品，承受了太多情绪上的压力，这些都是毒素的来源。当身体内的毒素"超载"，就会产生经常性的头痛、慢性疲劳、肠胃敏感、便秘、肌肤粗糙暗沉、过敏等种种状况，如果能有意识地排毒，便可以让自己活得更舒服、更健康，状态更好。

所谓排毒，是指通过一定的途径，如出汗、排便、呼气等方式把身体里代谢积累的废物排出体外。排出体内毒素的方法有很多种，如运动、水疗、按摩等。此外，在平时就要有意识地多吃些有助于清除体内垃圾的排毒食物，保持身体的健康和年轻。现在就向您介绍女性所需的十二大排毒食物。

蜂蜜：富含维生素 B、C 以及果糖等多种成分，常吃蜂蜜能达到排出毒素、美容养颜的效果，对防治心血管疾病和神经衰弱等症也很有好处。

海带：含丰富的碘，能加速病变和炎症渗出物的排出，有降血压、防止动脉硬化、促进有害物质排泄的作用。同时，海带中还含有硫酸多糖，能够吸收血管中的胆固醇，并把它们排出体外，使血液中的胆固醇保持正常含量。另外，海带表面上有极具医疗价值的甘露醇，具有良好的利尿作用。

无花果：含有机酸和多种酶，具有清热润肠、助消化、保肝解毒的功效。而且近年来发现，无花果对二氧化硫、三氧化硫、氯化氢及苯等有毒物质还有一定的抗御能力。

绿豆：性味甘寒，可清热解毒去火，能解金石、砒霜、草木诸毒，可见其解毒能力。不仅如此，它对重金属、农药中毒以及其他食物中毒也有防治作用，能加速有毒物质在体内的代谢转化及向外排泄。在日常饮食中多进食绿豆汤、绿豆粥，能促进排毒。

鲜菜汁：不经炒煮的鲜菜汁是人体有效的"清洁剂"，它们能清除体内堆积的毒素和废物。当多量的鲜果汁或鲜菜汁进入人体消化系统后，会使血液呈碱性，将积存在细胞中的毒素溶解后排出体外。

樱桃：能帮助人体去除毒素及不洁体液，同时对肾脏的排毒具有相当功效，而且还有温和的通便作用。

深紫色葡萄：能帮助肠内黏液组成，帮助肝、肠、胃、肾清除体内的垃圾。

猪血：有利于通便、清除肠垢之功效。现代医学证实，猪血中的血浆蛋白被人体内的胃酸分解后，能产生一种解毒、清肠的分解物，这种物质能与侵入人体内的粉尘、有害金属微粒发生生化反应，然后从消化道排出体外。

胡萝卜：它不仅含有丰富的胡萝卜素，食后还能增加人体内的维生素 A，且含有大量的果胶。这种物质与汞结合，能有效地降低血液中汞离子的浓度，加速体内汞离子的排出，有益身心健康。

黑木耳：有排毒解毒、清胃涤肠、活血止血等功效。木耳中所含的一种植物胶质，可将残留在人体消化系统的灰尘杂质集中吸附，再排出体外，起到排毒清胃的作用。

茶叶：茶叶的解毒作用与它所含茶多酚、多糖和维生素C的化合作用是分不开的。

芹菜：芹菜中含有的丰富纤维，可过滤体内的废物。经常食用可以刺激身体排毒，对付由于身体毒素累积所造成的疾病，如风湿、关节炎等。

TIPS

最给力的排毒小方法

1. 多喝水。喝大量的水可帮助中和体内毒素，一天喝足八大杯水，你就能从充满光泽的皮肤看出体质的改变。

2. 咳嗽。肺是人体最易积存毒素的地方，时不时地主动咳嗽两声，能起到清扫肺的作用。

3. 红糖排毒。红糖中含有的特殊成分"糖蜜"，具有强力的解毒功效，而其蕴含的胡萝卜素、核黄素等成分对细胞具有强效抗氧化及修护作用，能使皮下细胞排毒后迅速生长，避免出现色素反弹。你可直接食用，或使用红糖、木瓜泥和橄榄油制成面膜，用来敷脸和按摩肌肤。

4. 改善环境。室内可摆放能去除有毒物质的植物，如常春藤、蛛状吊兰、仙人掌等；经常开窗保持空气流通；保持室内清洁；勤换洗窗帘、地毯等。

女人经期的特殊调理

对于月经期的女人而言，烦恼的不只是月经的麻烦，还有各种如影相随的疼痛，烦躁不安，皮肤状况变差，甚至眩晕贫血，经期不准等无数让人讨厌的问题。其实这些都是可以通过饮食来调节的。

忌生冷

女性在月经期间不宜吃生冷的食物，因为一旦吃了生冷的食物，血液受到温度改变的刺激，就会致使流通度变差，容易产生血块，甚至痛经。一些属性偏寒凉的食物也不宜多吃，例如冬瓜、茄子、丝瓜、黄瓜、蟹、田螺、海带、橘子、竹笋、梨子、柚子、西瓜等。若在经期内，不小心或是忍不住吃了生冷的食物，可以多喝红糖煮生姜水，来平衡体内血液循环，促进血液畅通。

不要刻意吃甜食

月经来潮时，不要刻意吃甜食，如饮料、蛋糕、红糖、糖果等，以防止血糖不稳定，加重经期的各种不适。

忌乳酪类的食物

乳酪类的食物是痛经的祸源，如牛奶、奶油、酵母乳、鸡蛋，这些食物会破坏人体对镁的吸收。

避免饮用含咖啡因的饮料

月经期间应避免饮用含咖啡因的饮料，如咖啡、茶等。因为这类饮料会使乳房胀痛，引起焦虑、恼怒与情绪不稳，同时更消耗体内储存的维生素 B。

避免酸辣食物

月经期的饮食应以清淡易消化为主,油炸物或者酸辣物,如酸梅、辣椒、胡椒、芥末等,应该避免在经期食用,以免影响消化,或造成因辛辣刺激引起经血量过多以及血流不畅的状况。

防止缺铁,荤素搭配

月经期由于铁的丢失较多,所以进补含铁丰富的食物非常重要。鱼、瘦肉、动物肝、动物血等含铁丰富,而且生物活性较大,容易被人体吸收利用;而大豆、菠菜中富含的植物铁,吸收率较低,所以月经期膳食中应注意荤素搭配,适当多吃些动物类食品,以满足月经期对铁的特殊需要。

以温热为主

在经期饮食应以温热为宜,有利于血液畅通,在冬季还可以适当吃些具有温补作用的食物,如牛肉、鸡肉、桂圆、枸杞子等。

以新鲜为主

在经期应食用新鲜的水果和蔬菜,新鲜的食物不仅味道鲜美,易于吸收,而且营养破坏较少。

摄取足够的蛋白质

午餐及晚餐应多吃肉类、蛋、豆腐、黄豆等高蛋白食物,以补充经期所流失的营养素、矿物质。

定时定量

经期的饮食应定时定量，这样可避免血糖不稳、心跳加速，缓解头晕、疲劳、情绪不稳定等症状。

多吃高纤维食物

经期应多吃高纤维食物，如蔬菜、水果、全谷类、全麦类、糙米、燕麦等食物，摄入足够的高纤维食物，可促进雌性激素的排出，增加血液中镁的含量，有调整月经和镇静神经的作用。

补充蛋白质、矿物质及补血的食品

在月经干净后的1~5天内，应补充蛋白质、矿物质及补血的食品。可选用既有美容、又有补血活血作用的食品和中药，如牛奶、鸡蛋、鸽蛋、鹌鹑蛋、牛肉、羊肉、菠菜、樱桃、桂圆肉、胡萝卜、苹果、当归、红花、桃花、熟地、黄精等。

总之，月经期应遵循平衡饮食的原则，并结合月经期特殊的生理需要，供给合理的饮食。注意饮食禁忌，才能确保健康。

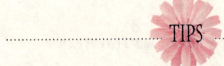

TIPS

经期保健食谱推荐

1. 雪花鸡汤

原料：党参15克，峨参1.5克，雪莲花3克，薏仁100克，母鸡1000克，生姜、葱白各适量。

制法：峨参切片，党参、雪莲花切段，装纱布袋内，薏米另装袋。鸡放入锅内，加入适量清水，再放入药袋，生姜、葱白，置旺火上炖，水沸后改文火炖熟，捞出鸡块，将煮熟的薏米撒在锅内，加入药汤、盐即成。分数次吃完。

特点：补肾壮阳，健脾利湿。适用于脾肾虚寒的腰膝无力，阳痿及月经不调等症。

2.香菇瘦肉汤

原料：猪瘦肉100克，香菇20克，盐20克，葱10克。

制法：将猪瘦肉切成片，香菇温水泡发，葱切末。将猪瘦肉与香菇加葱末、盐、水同炖，肉熟后即可食用。

特点：猪肉滋阴润燥，香菇和血化瘀，同食，益气和血，平肝解毒，滋阳润肤，治疗月经不调等。

不同体质，方法也得不一样

面相为什么可以揭示你的健康底牌？这可不是在忽悠，老中医看你两眼，问几个问题，把一下脉，就能大致说出你的健康状况，是哪一类体质，需要采用什么滋补方案，这不是医生神奇，是中医面相学在起作用。

气虚质

看起来：面色偏黄，皮肤缺乏光泽，眉毛、睫毛都量少且颜色偏黄，说话声音小。

自我感觉：身体容易疲乏，精神不振，易出汗。

找原因：由于先天体弱或后天饮食不当、睡眠不好等原因，造成身体素质差。

健康底牌：无论冬天或夏天都容易感冒，而且生病后抵抗力弱，病程长。

调养计划：补气。

饮食重点：多吃可以补气的食物，例如扁豆、花菜、胡萝卜、红薯、牛肉等，这些食物都有很好的健脾益气作用。少吃具有耗气作用的食物，如空心菜、生萝卜。

细节提示：平时在煮粥或煲汤时放一些人参、黄芪、山药、大枣等。

阳虚质

看起来：偏胖，唇色浅，面色白，发量少。

自我感觉：精神不振，怕冷，睡眠偏多。

找原因：饮食无规律，缺乏运动。

健康底牌：容易患上中医讲的寒症，例如咳嗽后一定有痰，消化不良后会腹泻，血压和体温偏低。

调养计划：升温。

饮食重点：肉类适合吃的是牛肉、羊肉、鸡肉，蔬菜则适合多吃马铃薯；最佳的饮料是红茶。这些食物可补养五脏，强壮体质，忌吃寒凉食物，即使在盛夏。

细节提示：冬天要格外注意腰部、颈肩部以及足部的保暖。

辅助调理：可以在饮食中增加一些壮阳的药物，例如在煲汤的时候加入鹿茸、冬虫夏草、杜仲、丁香等。

阴虚质

看起来：体型瘦长，面色偏红，皮肤偏干，容易长皱纹。

自我感觉：手心脚心容易出汗，经常口干舌燥，眼睛干涩，有时眼花，眩晕耳鸣，睡眠差。

找原因：熬夜，不爱喝水，久坐不动。

健康底牌：冬天身体较好，夏天容易生病，多表现为呼吸系统病症。

调养计划：滋阴。

饮食重点：多吃甘凉滋润的食物，例如瘦猪肉、鸭肉、绿豆、冬瓜、芝麻、百合等。少吃羊肉、狗肉、韭菜、辣椒、葱、蒜等燥热的食物。

细节提示：中午一定要有午休的习惯，即使只有 10 分钟，也有很好的效果。晚上不要熬夜，否则会比其他人群更容易损伤身体。

痰湿质

看起来：形体肥胖，腹部松软，面部皮肤油脂较多，易长痘痘，眼睛经常容易微微浮肿。

自我感觉：多汗，胸闷，痰多，容易困倦。

找原因：偏爱荤食、甜食和油炸食物，引起脾胃消化困难。

健康底牌：易患糖尿病、中风等疾病。

调养计划：助消化。

饮食重点：清淡饮食最佳，建议每餐以"谷物＋蔬菜"为主，减轻脾胃负担。此外，可以吃一些健脾、帮助消化的食物，例如薏米、生姜、南瓜，少吃肉类及甜、黏、油炸的食物。

细节提示：适合做大强度、大运动量的锻炼，如中长跑、游泳、爬山、各种球类运动等，都有助于促进气血循环，增强水分代谢。

淤血质

看起来：比较瘦，面色晦暗，皮肤偏暗或有色素沉着，眼眶黯黑。

自我感觉：健忘，头发易脱落，肌肤干，有痛经症状，或经血颜色深，伴有血块。

找原因：可能因为受寒、燥气或者抑郁心情的影响，在某处经脉、脏腑中已经出现了淤血阻滞。

健康底牌：易患痛经、中风、胸闷、心脏病等疾病。

调养计划：活血。

饮食重点：可常吃黑木耳、桃仁、藕、栗子等具有活血祛淤作用的食物，还可以在食物中多放一些醋。

细节提示：血液最容易在头部、四肢这些远离心脏的位置堆积，可以经常用双手按摩头部、面部、胸部，帮助消散淤血。更重要的是，精神愉快则气血和畅。

气郁质

看起来：形体偏瘦，舌苔比较薄，颜色发白，神情多烦闷不乐。

自我感觉：睡眠较差，食欲减退，经常腹胀，喉间有异物感，有时乳房胀痛。

找原因：长期思虑过多，压力沉积，带来一系列身心疾病。

健康底牌：易患抑郁症、失眠、咽异感症等神经系统疾病。

调养计划：安慰情绪。

饮食重点：最宜吃小麦、茼蒿、海带、萝卜、金橘、山楂等食物，具有行气、解郁、消食、醒神的作用。

细节提示：推荐一款饮料——玫瑰四物饮。取玫瑰花、当归、白芍、川芎、熟地各 10 克，倒一半热水后放入茶材，再注满热水。这是自古女性专用的第一方，可以疏肝理气，活血调经。

选购补品的六个原则

1. 成分说明。产品包装标签上应列明产品所有成分及学名，还有含量，方便消费者通过书本或网络查阅其功效，而非只列出"某某配方"等字眼。

2. 是否含添加剂及致敏成分。化学添加剂如色素、防腐剂等，肯定对你的身体百害无一利，致敏成分因人而异，较多人对牛奶、色素及糖敏感。如果你对海鲜敏感要避免减肥用的甲壳素，因为它是由贝壳类海鲜提炼出来的。

3. 产品声誉。应根据该品牌的历史及国际知名度衡量，信誉良好的品牌对质量管理更严格，产品安全性更高，不要盲目相信广告。

4. 留意产品禁忌。孕妇、哺乳期妇女、痛风症患者、长期病患者要留意产品禁忌，以免服用后带来不适。

5. 存放位置。存放不佳会浪费产品。如乳酸菌，开启后必须存放于冰箱中，才能保持产品的最佳效能。

6. 服用方法。并非所有产品都可以长期服用，如草本类产品，服用半年后应停一个月再服，以免因身体习惯其成分所产生的作用，而降低功效。至于果食类及由食物提取精华的产品，则可长期服用。

细嚼慢咽不只优雅，还能延长你的寿命

在"时间就是金钱"这一理念的鼓励下，人们的日子过快了。走路快、说话快、办事快、做饭快，甚至连吃饭也讲究快，用

餐时间急剧"缩水"。一项统计显示，现代人已从 40 多年前每餐咀嚼 900 ～ 1100 次、用时 20 ～ 30 分钟，下降为目前的每餐咀嚼 500 ～ 600 次、用时 5 ～ 10 分钟。却不知，长期快速用餐对自己的健康是一种莫大伤害。

有关专家称，就餐时速度若是过快，食物在口腔中停留的时间必然会缩短许多，不能充分与唾液进行混匀和消化，大块食物也得不到仔细加工。这样，既影响了唾液对食物的消化，又加重了肠胃的负担。长此下去，除了极易患上胃肠疾病外，还可能因为消化吸收不佳而威胁身体健康，造成的危害决不小于"垃圾食物"！

研究表明，用餐时间每延长 10 分钟，生命将会延长 10 小时。这并不是要你每一餐像放慢镜头一样，故意延长时间，内心仍是敷衍了事，而是要你把自己的感官全部放开，放松，慢慢享受美食带来的快乐。这样不但利于身体健康，还能给人更幸福的人生感觉。北京师范大学营养研究中心著名营养专家安健华说，一餐饭应吃 20 ～ 30 分钟，一口饭嚼 20 下最利于人体消化和吸收，由于一般人都达不到这个程度，因此应尽可能地嚼得越细越好。全世界最慢条斯理和优雅的当属法国人，据说，法国人一顿饭可以吃 2 个小时。即便是以"生活节奏快"著称的国家——日本，如今也推行起了"慢餐"。

从科学角度讲，坚持慢餐也有着充足的理由。

- **有助消化。**充分咀嚼能促进胃液分泌，同时将食物磨得极细，有助于食物消化吸收，并直接减轻胃肠负担，对胃肠功能欠佳的人尤其重要。
- **能增加唾液分泌量。**唾液中含有多种物质，当咀嚼时分泌出来的大量唾液与食物混合、溶解、相互作用，既可以促进机体对营养素的消化吸收，又可以改变食物中的有毒物质的化学结构，从而起到解毒作用，同时又不断地给大脑以刺激。另外，唾液入胃后形成保护胃部的蛋白膜，能有效预防胃溃疡。

- **避免发胖**。多花些时间咀嚼食物，食欲中枢才能发出正确指令，使人产生饱腹感，避免发胖。

- **对降低餐后高血糖有益**。坚持慢餐，血糖、胆固醇、血压会相应降低。

- **能调节情绪**。从心理上说，慢餐能让人在忙碌了半天或一天后安静下来，以平和的心态面对喧嚣的都市生活。可以缓解人的紧张、焦虑等情绪，让人愉悦起来。

- **能健脑**。咀嚼是接受大脑的指挥，经常多次的咀嚼可以促进大脑的发育。

- **可以延缓衰老**。频繁咀嚼可锻炼面部肌肉，减少皱纹。

- **保护牙齿**。咀嚼是进食的第一道程序，细嚼慢咽有利于牙齿与牙周组织的健康，使得牙齿磨损不会过大。

尽管慢餐已逐渐发展成了一种新的"饮食文化"，但是，不少职业女性习惯了几分钟解决一顿饭，把吃饭当成一项任务，想要重新体验慢餐的优雅，不妨试着用以下方法来调整。

- 早上提前20分钟起床准备早餐，即使不会做饭，至少为自己煎个鸡蛋、调杯果汁或是豆浆。

- 与自己约定中午12点准时吃午餐，上午没做完的事下午再做。另外，尽量不要一个人吃饭，和同事相约一起吃饭，可以延长吃饭时间。

- 吃饭时可以动用嘴巴以外的器官：眼睛、耳朵、鼻子，甚至脑袋，让自己全身心地感受美食的快乐。

- 尽量别吃速冻食品，既不美味也对健康不利。
- 每周至少去一两家没去过的餐厅，慢慢地享受一顿美味。
- 试着用左手来吃饭，如果你是左撇子，就尝试用右手来吃饭，笨拙而不熟练的动作会大大延长你的用餐时间。

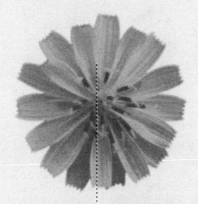

Love Yourself
Heartily

第三章
动如脱兔，静若处子

动静两相宜的女人有一种别样的魅力。在运动中，女人能
健身美体，灵活而奔放；在静养中，女人的身体回归安定，
内脏放松，气血运行顺畅。一动一静，全面提升女人的身
体素质，让你做个当之无愧的健康女王。

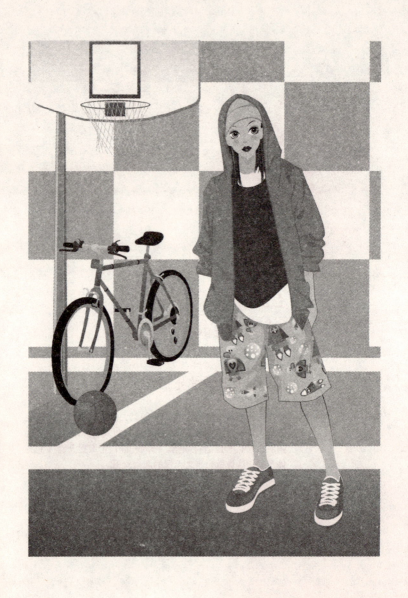

爱动喜静让你青春常驻

爱动喜静的女人有一种独特的气质，身体节律和灵魂节律的协调，让她们变得立体、饱满而生动。

运动的五大好处

运动对健康的益处是毋庸置疑的，而直接受益的即是美容。运动加快了新陈代谢，增强血液循环，使皮肤得到了更多营养，增加了吸氧与排汗能力。同时，运动还能提高血氧含量，使全身细胞获得更多的氧和营养物质。运动还提高了皮肤温度，有利于皮肤合成胶原纤维，促进皮肤细胞储存水分，防止皮肤干燥、起皱，皮肤看上去结实、弹性好、肤色好，人也显得年轻。

运动能增加肌体抗病排毒的能力。每周若至少进行两次多汗运动，例如跑步、跳绳、打拳、爬山等，可以让毒素随汗液流出，达到自然排毒的效果。

运动能提高机体的免疫功能。因为运动增加了血清免疫球蛋白，利于提高机体应激能力，增强免疫力和病后康复力，大大推迟了人体衰老的生理过程。

运动还可以阻止肌肉退化。大多数 30 岁以上的女性，每年肌肉以 0.3% ~ 1% 的比例衰减，脂肪 10 年内平均增加 1.5 ~ 2.5 公斤。运动能增加肌肉血液供应量，促进肌肉对营养物质的吸收与储存，使肌纤维增粗，肌肉变得结实有力而富有弹性。

运动可以增加骨骼的密度。骨骼的健壮既与先天遗传有关，更与后天运动有关。经常参加运动，可以使骨骼变得坚实、抗压性增强。此外，通过运动还能提高神经系统对肌肉的控制力，使你的动作敏捷、灵巧，加强协调性，能使你的站、坐、走等姿态更优美。

除了运动，静养也是保持身体健康的重要方法，比如冥想、静坐等，都是备受女性推崇的养生方式。

静养的三大益处

现代人最缺少的是内脏放松的运动，静养是身体内养的方法之一，能让体内气血运行顺利，达到经络需要调理之处，起到强化脏腑功能的目的。静养时人虽然坐着没动，身体也会发热至微微出汗，就算在寒冷的冬天也是如此。这就是身体的内脏在运动、正气充足，使气血运行通畅的表现。所以静养属于内脏放松的运动，能强化脏腑功能，顺畅受阻经络，提高整体身体素质。

静养能改善消极思维，促进心理健康。人的消极思维与积压在身体内部的寒和怨相关，也与长期处于紧张状态有关。在有安全感、温暖的氛围中或体内正气充足的时候，人会展现出阳光的一面，情绪得到直接的改善，考虑问题时自然会想到好的一面。

静养能让浮躁的心安静下来。"静而后能定，定后而能生智慧。"浮躁已经成为当今备受关注的一种社会现象，人一浮躁头脑就思绪纷乱。静养能让你头脑冷静，心绪沉静，此时大脑供氧充足、思考问题思路清晰、敏捷，思维顺畅了，心自然也安宁下来了。

总之，采用动静交替的方式双管齐下呵护自己的身心，能让你受益无穷，不但体魄强健，青春常驻，心灵还能得到有益的调节和放松。

TIPS

提升运动效果的小技巧

运动前先卸妆，用中性洁面乳洗净脸部污垢。运动时如脸部残留化妆品污垢，会造成毛孔阻塞。

运动时要护发，汗水、阳光和碱水是头发的天敌，运动后必须洗净头发。

在户外运动时，为避免头发遭受阳光及盐分侵蚀，最好戴上帽子。

运动后立即脱掉湿衣服，否则肩、背、胸上的暗疮会在湿衣服的摩擦下再冒出来。此外，汗水黏附在皮肤上，容易长粉刺。

要选择清爽浴液沐浴，因为运动时皮脂腺分泌会更加旺盛，沐浴不仅可以洗去皮肤积存的污垢，促进血液循环，还能调节皮脂腺与汗腺功能，使毛孔畅通，皮肤更光滑，避免皮肤过早老化。

运动后半小时内，脸部仍会流汗，不要立即上妆。

适合自己的运动项目就是最好的

很多人下定决心开始锻炼身体时，面对五花八门的健身项目很可能会有无所适从的感觉，是练最普通的跑步、游泳、羽毛球呢，还是赶个时髦，试试滑轮、瑜伽、攀岩？其实，锻炼身体，要因人、因时、因地而宜，要根据人的年龄、性格、健康状况、职业特点等来选择。

不同性格的人，应选择不同的运动方式，这样不仅有助于强身健体，还能促进性格的发展和完善。

喜欢与别人打交道的人

这样的人可以选健身操、动感单车、踏板操等运动。如果你选择的运动不是团体运动，那么可以增加社交成分，比如邀请朋友一起跑步。

胆小、害羞、性格腼腆的人

应多参加游泳、溜冰、拳击、单双杠、跳马等项目。这些活动能培养人克服胆怯、越过障碍、战胜困难的精神。

喜欢独来独往的人

不爱交际的"独行客"，可以到公园打太极拳、游泳或长距离散步。

做事雷厉风行的人

大多数团体运动和球类运动是最佳选择。另外可以选择快跑、拉伸运动、跑步机运动、骑自行车、滑冰或登山等。

喜欢照计划做事的人

可以选择各种舞蹈、太极拳、瑜伽、举重，尤其是普拉提。

容易焦虑的人

可选择乒乓球、网球、羽毛球、跳高、击剑等项目。这些项目要求运动者头脑冷静，思维敏捷，判断准确，当机立断，能改变人多疑、犹豫的毛病。

依赖性较强的人

依赖性较强的人，最好报名上健身班锻炼，如网球、武术、滑雪等。

专注力比较高的人

可以选择网球、壁球、复杂舞蹈或太极拳。如果你还具有很强的竞争意识，那么不妨选择各类团体运动或武术。

容易分心的人

最好选择散步。因为散步时可以欣赏路边的风景，任思绪天马行空，散步还可以促进社交。

冲动急躁的人

可选择象棋、太极拳、气功、长距离散步、游泳等项目。这类活动多属静态，需要单独完成，不会带来情绪的过度波动，有助于调节神经，增强自我控制能力。

另外，不同的人生阶段，也有相应的运动方式。

20 多岁

可选择高冲击性的有氧运动、跑步或拳击等。对这一阶段的身体而言，要消耗大量能量，强化全身肌肉，增强精力、耐力与手眼协调能力。

30 多岁

建议选择攀岩、滑板、溜冰或者武术来健身。除了减肥，这些运动能加强肌肉弹性，特别是臀部与腿部；还有助于增强活力和耐力，改善人的平衡感、协调感和灵敏度。

40 多岁

选择低冲击性的有氧运动、远行、爬楼梯、网球等。对身体的好处是能增加体力，加强下半身肌肉，特别是双腿。像爬楼梯这样的运动既可以出汗健身，又很适合忙碌的城市上班族天天就近练习。网球也是非常合适的全身运动，能增加身体各部位的灵敏度与协调度，让人精力充沛，同时对于关节的压力也不会像跑步和高冲击性有氧运动那样大。

50 多岁

适合的运动包括游泳、重量训练、划船以及打高尔夫球。游泳能有效地加强全身各部位的肌肉与弹性，特别适合疗养者、风湿病患者和年纪较大者。重量训练能坚实肌肉，强化骨骼密度，提高其他运动能力；而打高尔夫球时如果能自己走路，自己背球袋，加快脚步，则有稳定心脏功能的效果。

60 多岁

应该多散步、跳交谊舞、练习瑜伽或进行水中有氧运动。散步能强化双腿，帮助预防骨质疏松与关节紧张；交谊舞能增进全身的韵律感、协调感和优雅气质；瑜伽能使全身更富弹性与平衡感，能预防身体受伤；水中有氧运动主要增强肌肉力量与身体的弹性，适合肥胖或老弱者健身。

总之，不论采用什么方式和手段进行锻炼都要遵守一个原则，那就是因人而异和循序渐进。

TIPS

什么体形进行什么运动

梨形体形的人脂肪主要堆积在臀部和大腿，可选择高强度、低冲击练习和耐力练习，如跳绳、在平台跑步机上慢走等；应避免大阻力运动如上坡、爬高、跳踏板操等。

苹果形体形的人手臂和腿都很细，而腹部、腰部和上臀部较粗，可选择体操、游泳、跑步等全身运动，哑铃操、仰卧起坐、仰卧举腿、仰卧抬头等局部运动也不错，应该着重四肢力量的练习。

V形体形的人上身较大，腰部有点臃肿而臀部较瘦小，可进行爬高、踏板、有氧操和跑步等锻炼；避免做诸如仰卧撑、举重等使上身强壮的运动，可做蹲起或跨步来强壮下肢，使身体上下部分的比例变得协调。游泳是使肌肉变得更有弹性的最佳选择。

小动作，玩转大健康

科学的运动是每周运动 2 ~ 3 次，当然，你可能不能每天都抽出时间来集中运动，但也可以将运动时间分散在生活中，让自己随时随地都能运动。生活中看起来不起眼的"小"运动对健康也同样非常有益，坚持下去，你一定会有惊喜的发现！

- 早晨醒来后，坐在床上，做手指张开和握紧的动作，反复 10 次，不仅能健美手指，还能使头脑清醒，精神振作。
- 刷牙时，将脚后跟抬起、放下。若能将刷牙、漱口和抬脚后

动如脱兔，静若处子　第三章

81

跟的动作做得有节律，效果更佳。

- 梳头时，分别向两侧梳，同时伸展颈部。此练习能保持颈部的优美线条，防止双下巴的出现。

- 洗澡时，左手拿浴巾洗右肩，右手拿浴巾洗左肩；洗时腰部自然扭动，可促进脂肪分解，使腰、臂线条变美。

- 洗澡时一腿站立，另一腿屈膝，然后俯身，交替进行，如此能使腰、背、腿都得到伸展锻炼。

- 睡觉前，做俯卧撑30次。

- 充分利用楼梯进行锻炼，能防止小腿肚积聚脂肪。

- 站在穿衣镜前做5秒钟伸展体操，将脊柱、膝伸直，两肩保持水平，收紧、放松背部肌肉，反复进行。

- 每天上下班坚持在平坦的路面上直背、挺胸步行一段距离，养成习惯后，不仅步态变美，且腿肌也能得到锻炼。

- 乘车落座后，将一条腿架在另一条腿上，上面腿的脚尖稍稍翘起，两腿交替做。此练习可使小腿肚收紧变细，看起来更修长。

- 办公休息时，坐在椅上进行臂部锻炼，将背伸直，稍离开椅背，两臂后仰上抬、下放，反复练习能防止肌肉松弛。

- 在打字、写字或打电话时，将一条腿架在另一条腿上，交替做圆形摆动，或两腿并拢做圆形摆动。

- 利用拾取地上落物的机会也能进行锻炼，因为屈膝下蹲脚踝肌肉和小腿肚受到刺激，都能消除多余的脂肪。

- 到超市购物，在选取架顶的物品时，有意识地向上伸直背和臂，高度不够时还可踮起脚尖，使背、臂和腿都能得到锻炼。

- 在饭店坐等食物时，可将两臂交叉置胸前，不放台上，而是悬离台面1厘米，这样做也能防止赘肉。

另外，运动不应该仅限于四肢，平常在工作之余和休息间隙，适当活动一下五官，也能达到健身提神的目的。比如无论是坐着或站着，经常摇摆身体，可以促进颈部的血液循环，保护眼睛，防止老花眼；经常用手指按摩耳廓，上下拉动耳轮，用手指尖伸入耳孔轻摇旋转，或用掌心盖住耳孔，用手指轻轻敲击后枕部，可防止和减轻重听、耳鸣等症；每天摩擦鼻梁两侧50次，直到发热，可增强记忆力，等等。

总之，运动要经常做，强度太大并不好。在平常日子里，只要你用心，随时随地都可以享受运动带来的好处。

TIPS

散步的好处

散步可以使大脑皮层的兴奋、抑制和调节过程得到改善，从而收到消除疲劳、放松、镇静、清醒头脑的效果，所以很多人都喜欢用散步来调节精神。

散步时由于腹部肌肉收缩，呼吸略有加深，膈肌上下运动加强，加上腹壁肌肉运动对胃肠的"按摩作用"，消化系统的血液循环会加强，胃肠蠕动增加，消化能力提高。

散步时肺的通气量比平时增加了一倍以上，从而有利于呼吸系统功能的改善。

散步作为一种全身性的运动，可将全身大部分肌肉骨骼动员起来，从而使人体的代谢活动增强、肌肉发达、血流通畅，进而减少患动脉硬化的可能性。

动如脱兔，静若处子　第三章

跳绳，跳出曼妙身材

跳绳是保持体态的有效运动，又是一项极佳的健体运动。近年来，国外一些健身运动专家格外推崇跳绳运动。因为跳绳简单易行，随时可做，一学就会。跳绳特别适宜在气温较低的季节作为健身运动。从运动量来说，持续跳绳 10 分钟，与慢跑 30 分钟或跳健身操 20 分钟相差无几，可谓耗时少、耗能大的有氧运动。

跳绳除了拥有运动的一般益处外，更有很多独特的优点。跳绳每半小时消耗热量 400 卡路里，是燃脂最快、花钱最少的有氧运动，每天只要跳绳 20 分钟以上，就是最简单、健康的减肥方法了。同时跳绳还能增强人体心血管、呼吸和神经系统的功能，能锻炼体内多种脏器。研究证实，跳绳可以预防诸如糖尿病、关节炎、肥胖症、骨质疏松、高血压、肌肉萎缩、高血脂、失眠症、抑郁症、更年期综合症等多种病症。对于压力大的上班族，或是哺乳期女性，跳绳还具有放松情绪的积极作用，这是由于人在运动时情绪会相对平稳，少了焦虑，有利于女性的心理健康。

跳绳花样繁多，可简可繁，有如下技巧。

简单跳绳法

双脚并拢，弹跳时手腕做弧形摆动，弹跳高度为 3~5 厘米。初学者先跳 10~20 次，休息 1 分钟后，重复跳 10~20 次。非初学者可先跳 30 次，休息 1 分钟后，再跳 30 次。

单脚跳

完全像跑步的动作，双脚轮流离地，这是一种标准的跳绳姿势，可以一路往前跑，也可以停留在原地跳。

分腿合腿跳

跳跃时双脚叉开，着地时双脚并拢，重复动作 15 次。

双臂交叉跳

当绳子在空中时，交叉双臂，当跳过交叉的绳子之后，双臂反向恢复原状。

侧脚跳

先从简易跳绳法开始，然后用双手手腕挥动跳绳，右脚跳绳，不着地的左脚则斜向一侧，跳 15 次，再换另一只脚跳 15 次。非初学者可练习快速跳绳，即绳子从脚下滑过时连跳 2 次。练习时，应注意脚不要抬得太高、过慢，否则容易被绳子绊住。

虽然跳绳是个不错的健身方法，但不小心很容易受伤，所以要注意以下事项：

- 跳绳时需放松肌肉和关节，脚尖和脚跟需用力协调，防止扭伤。
- 胖人和中年妇女宜采用双脚同时起落。同时，上跃也不要太高，以免关节因过于负重而受伤。
- 跳绳前须做热身运动，热身运动应以伸展动作为基础，每个动作须保持 8 ～ 10 秒，以便肌肉柔和舒缓地伸展，使肌肉能充分地准备接受进一步的运动量。
- 跳绳后须做舒缓运动，将身体尽量放松，做深呼吸，可利用散步的方式疏散身体各部分，直至体温和呼吸恢复正常为止。

跳绳的装备

　　跳绳运动只需要很少的活动空间，但活动进行的地面必须平坦，最好在上面铺上地毯和软垫，而且要穿上抗震力强的运动鞋，这样可以缓和膝盖和脚踝与地面接触时的冲撞，否则跳动时的反作用力可能会影响脊椎、脑部，造成运动伤害。

　　在跳绳时，最好穿上运动内衣，或是选择支撑力较好的棉质内衣，可以保护胸肌，避免拉伤。

　　工欲善其事，必先利其器。建议初学者可以选择较长一点的绳子，摆动的幅度较大、速度较慢，之后再慢慢提高要求，缩短绳子的长度，同时也增加运动的强度。

GO，紧贴潮流去暴走

　　近年来，大城市里悄然流行起"暴走"来，这种高强度又简单易行的户外方式，很快吸引了都市里运动量少的年轻人。这里所说的暴走，当然不是字面上失去控制的狂野行为，而是一种新型的"轻体育"方式：比散步快，比慢跑要慢，走完后会出一身微汗，神清气爽，身体轻灵，这就是暴走的标准。

　　暴走看似简单，其实也有讲究，不同人应根据身体状态选择暴走等级。

● **初级暴走**：饭后45分钟，以每小时4.8公里的步速——相当于每分钟走 80 步，大步走 20 分钟，直到脚板感觉有些胀痛的时候再打道回府。

- **中级暴走**：选择一段空闲时间，比如上下班途中，清早或是晚上。徒步快速行走约 45 分钟，路程 4 公里以上，平均每分钟要大步走 120 步。

- **高级暴走**：选择周末或假期的一整天，行走路程根据自己的能力来确定，但不得少于 30 公里，提前计划好路线，准备好必要的装备，如毛巾、水、食物等。在行走过程中一般平均每小时休息 10 分钟，山路每 30 分钟休息 10 分钟，坚持走完全程，既能锻炼身体，也能培养恒心和毅力。

长期坚持暴走，能给你的生活带来许多好处：

- **减肥效果一级棒**。饭后 45 分钟左右，以每小时 4.8 公里的速度散步 20 分钟，热量消耗得较快。一个体重为 50 公斤的女性每天进行一个小时的暴走后，能够消耗 300 ~ 550 卡路里，所以暴走是一种效果不错的减肥方式。

- **提高免疫力**。每天暴走 40 分钟以上，体内免疫球蛋白 A 的抗体数量会增加 20%，可以起到预防流感和伤风感冒的作用，甚至能更好地防止癌症发生。

- **让你身姿举止变优雅**。暴走时的骨盆运动可以使背脊下部分肌肉更结实，因为背部肌肉强烈收缩，这个功效好比进行一次深度按摩，最终，脊柱就会变得非常灵活，你的举止会因此变得优美，动作轻巧。

- **让你睡得更香**。有节奏的暴走，对人的大脑皮层造成一种单调而反复的刺激，促进大脑皮层抑制过程的发展，使因工作疲累的神经细胞得到充分的休息。

- **让心脏更健康。**暴走能使脉搏输出量增加，增强心脏功能，改善血液循环。长期坚持可以降低血压，减低阻塞动脉的脂肪量，降低休息时的脉动数，促使心脏侧支血管更发达。

- **思维更开阔。**对于两点一线的上班族来说，暴走时，你会看到城市的多张面孔，可以让你换个角度思考一些问题，重新审视你周围的人和周围的事，心胸变得更开阔，思维也更有弹性。

.... **TIPS** ....

怪走治病健身

在行走运动中，慢跑和散步是最常见的锻炼方式。其实，进行多姿势的行走运动，对治病健身、延年益寿是大有裨益的。下面就介绍几种"怪走"的方式。

1. 脚尖行走

提起足跟用脚尖走路，可促使脚心与小腿后侧的屈肌群紧张度增强，调整心、肺、肝、脾、肾等重要脏器的功能。

2. 脚跟行走

抬起脚尖用脚跟走路，两臂有节奏地前后摆动，以调节平衡，这种行走方式可以锻炼小腿前侧的伸肌群，调整胃、小肠、膀胱、胆等脏器的功能。

3. 倒退行走

倒行时全身放松，膝关节不曲，两臂前后自由摆动，可刺激不常活动的肌肉，促进血液循环，另外倒行还可防治脑萎缩，对于腰腿痛有显著疗效。

4. 内八字行走

一般人行走多为外八字或直线前进，如改为内八字行走，可消除疲劳。

5. 爬行

两手着地，背与地面略成平行，膝盖不着地，手爬脚蹬，缓缓前进。以这样的姿势行走可增加头部供血量，减轻心脏负担，对颈椎病、腰腿痛、下肢静脉曲张等多种疾病有疗效。

坚持跑步，青春永驻

越来越多的人已经懂得了运动的重要性。但能够坚持运动，让运动成为每日生活的必要环节，成为一种习惯性的生活方式，这对大多数中国人来说还是缺乏的。

有效的运动最重要的是选择运动方式和持之以恒地坚持。在所有的运动方式中跑步是最简便易行的了。跑步不仅对女性健康有诸多益处，更在于跑步是一项简便、经济、不受任何限制的运动项目，是最易于坚持的锻炼方式，你既可以在室外天然场地也可以在室内跑步机上进行。

英国著名的健康健身专家萨姆·墨菲向女性朋友归纳了跑步运动有益于健康的 12 大理由。她的观点很有代表性和权威性，可以与大家一起分享。

- 减少乳腺癌和其他癌症危险。大多数研究已经表明，女性参加运动的数量和强度与乳腺癌的发病率有很大关系，定期参加锻炼（特别是每周 4 小时以上的跑步等运动）的女性，比常年久坐的女性发病率低 37%，特别是定期长年坚持运动的女性比经常中断的女性患病率低。因此，易于坚持的跑步运动是首推的运动方式。

- **更加长寿。**哈佛大学的一项调查表明，长期坚持慢跑者的死亡率比其他人低 63%。跑步者可以持续性地每周消耗相当数量的热量。每周跑步约 32 公里平均消耗 2000 卡以上热量的人，平均寿命会增长约 3 年以上。更重要的是跑步可以给人注入更多的生命力，通常跑步者的生活态度更加健康和积极。

- **增强智力。**伊利诺伊大学的一项调查是对同一组年轻人进行休息后和跑步机快速跑步后的电脑测试，测量智力水平的结果表明，后者决策过程更加敏捷，答案准确度更高。日本一大学的研究也显示，跑步后的人在智力测验中往往成绩不错。

- **更加性感。**坚持跑步者往往在性生活中表现得更加积极。美国有一项调查表明，每周锻炼 3 次的女性有 40% 具有更强的性积极性，31% 性生活更频繁，25% 更容易达到性高潮。另一项研究表明，对一组年轻的女性进行踏车运动后的测试表明，性反应（通过测量生殖器部位血液流动速度而定）是原来的 168%。

- **保持良好体形。**跑步几乎能比任何其他运动燃烧更多的热量，此外，通过持续性跑步运动还可增加体内的肌肉含量，减少脂肪含量，以保持良好的形体。通常，有持续运动习惯的女性在 55 岁以后与过去 30 多年中不积极运动的人相比较，脂肪增加的数量仅为她们的 1/4。

- **缓解压力和焦虑。**有跑步习惯的人通常会明显地感觉到具有良好的释放压力的能力，能更加沉着镇定，精力更加集中，敢于面对问题，此外，跑步还非常有助于补充能量，有助于获得充沛的精力对付高压的环境。

- **摆脱忧郁心情**。大量的研究结果表明，锻炼能够减轻沮丧的心情，锻炼的抗忧郁作用归结于"苯基乙胺"这种化学物质，这种物质能够随着锻炼的剧烈程度而迅速增加。专家建议在 20～30 分钟内，以最大限度的 70% 进行定期有氧锻炼会达到最好的运动效果，跑步运动是最容易实现这种效果的运动方式。

- **保持骨骼健康**。通常，人体在 20 岁左右开始停止骨骼生长，骨骼钙化和骨密度增加持续到 30 岁左右，30 岁以后骨密度每年以 0.75%～1% 的幅度减少，更年期时会加快骨质损耗速度。骨骼健康需要外部压力，以使其更加强健和持久。骨骼还具有更重要的"用进废退"的原理，跑步这种自体负荷的锻炼方式是强健骨骼的有效方式之一。

- **增强自信心**。事实证明，女性跑步者对自我形体的满意度高于平均值，也更容易接受自己的形体状况和尺寸，不会对自己的形体过于悲观和失望，不会像一些缺乏运动的女性那样，更容易受到流行的模特形体的影响，对自己的形体缺乏自信。跑步的女性更容易通过体验身体健康的状况增加自信心，而不易受外表因素影响自己的情绪感受。此外，持续运动的确可以有效地获得形体的改善，这种可测量重量和尺寸的成功感可以不断增强女性的自尊和自信感。

- **提高心理健康能力**。锻炼不仅能使女性在身体上极为受益，同时也能促进心理上的健康。定期运动的女性在生活的其他方面通常也具有健康的生活习性，通常她们不吸烟不酗酒，进食习惯更加健康，乐于接受新的健康生活指导，对紧张压力和情感情绪的影响和伤害具有更强的承受力和张力。同时，

动如脱兔，静若处子　第三章

91

能够坚持跑步的女性对自己的毅力和控制力有较高的满意度，这种满意度会延伸到事业和生活中，对自我有良好的评价。

- **战胜心脏疾病。**跑步对预防和治疗心脏疾病主要有四大方面的作用：降低血压；减少患糖尿病的危险；提高高密度脂蛋白胆固醇；有助于减掉多余脂肪。积极运动的女性比缺乏运动的女性患心脏病的几率低 54%。

- **消除经前综合症。**对于女性来讲，持续 3 个月的有氧跑步锻炼可以缓解经前综合症。澳大利亚最近的一项研究表明，具有高度积极性的女性极少受到经前综合症和痛经的困扰。

也许，你觉得运动难以坚持。其实，每个人都有自幼形成的生活方式，比如洗脸、刷牙……通常，一种新的生活方式当你能坚持半年以上的时候，就可能形成为一种生活习惯，这是一种规律。每一个良好习惯开始培养时，前三个月要咬着牙坚持，一天也不要放弃和中断，保持持续性，坚持一段时间便能习以为常了。

每个积极向上的女性特别需要不断地学习和接受更科学、更合理的生活理念和生活方式，并付诸行动。当我们不断地优化生活习惯和生活方式，生命将会变得更加精彩！

TIPS

慢跑能提高免疫力

运动专家建议，提高免疫力的重点在于选择有氧运动，有氧运动可提高机体的摄氧量，增进心肺功能，是提高免疫力的最佳方式。

有氧运动的特点是强度低、有节奏、不中断和持续时间长。有氧运动包括健步走、慢跑、游泳、瑜伽等，对于不太习惯锻炼和平时很少运动的人，选择慢跑是再适合不过了。

在室外慢跑能增强体质，加强呼吸系统对气温的适应性，提高抵抗力，调节血液中白细胞、巨噬细胞、淋巴细胞的比例。慢跑时速度不要太快，以能正常地呼吸为宜，要注意呼吸方式，从鼻子吸气，从嘴呼气。

柔韧，女人的代名词

女人是柔韧的，这不仅是指女人的性格，也指女人袅娜的身姿。一个肢体僵硬，缺乏弹性的女人，无形间就会泄露自己健康和心灵的密码。柔韧对于女人，正如硬朗对于男人一样，是上帝创造人类时就注入到人体内的性别特质。只有柔韧的女人才能有丝绸般柔软曼妙的身段。"越柔韧越女人"是许多女人的目标。

长期坐班，一些女性常感到关节僵硬，步态不再轻盈，腰部不如以前柔软，这实际上也是一种衰老的信号。要想克服这种老化现象，保持女性身体的柔韧性，坚持规律的运动很关键。因为规律的运动可以增强全身各关节的代谢，使关节的血液循环良好，使关节囊对关节保持有力的支持，也使关节腔正常分泌滑液，从而维持关节的灵活性。

适合女性朋友的柔韧运动主要有以下几种：

普拉提

普拉提是目前最流行、最时尚的健身项目之一，它最大的特点是简单易学，不仅动作平缓，而且可以有目的地针对手臂、胸部和肩部锻炼，同时又能增强身体的柔韧性。

　　普拉提与其他有氧运动最大的不同就是，它是静态的，讲究呼吸协调，可以边运动边听柔和的音乐来进入冥想境界。真正接触过普拉提运动的人会发现，短短 5 分钟，身体就会有发热、冒汗的现象，加上强调左右一起运动，还能够渐渐矫正一般人惯用左边或右边的坏习惯，让身体更为协调平衡。

　　学习普拉提，首先要学会正确的呼吸。普拉提的呼吸与人们日常的呼吸正好相反，它要求运动者在呼气时学会运用腹部的肌肉。

　　呼吸的方法：

- 用鼻子吸气，用嘴呼气，讲究呼气的深度，尽可能运用腹式呼吸的方法。
- 呼吸的速度不宜太快，与动作的速度基本一致，不要憋气训练。
- 运动时注意呼气，静止时注意吸气。这样能缓解因肌肉用力而给身体内部带来的压力。
- 通过控制呼吸，把注意力集中在呼吸上，减少人对肌肉酸痛的敏感度。

　　练习普拉提，可以令你的内脏充满活力，皮肤会有足够的弹性来抵消重力的影响，该曲线流畅的地方一点都不会含糊。

　　普拉提适合各种年龄的女性，即使是从未参加过体育锻炼的人，只要你愿意，都可以参与。尤其是久坐办公室的白领——肌肉失去力量，颈椎、脊椎病痛常犯，还有恼人的"救生圈"。普拉提会让你在拉伸、呼吸、控制的练习中得以舒缓。

瑜伽

瑜伽不像健美操、形体操那样剧烈，也不会用力拉伸人体的韧带，它强调的是在宁静的心境下，身体慢慢舒缓，将所有的注意力集中在所做的每一个动作和所产生的感觉上，不允许心思过于牵挂任何一个部位。瑜伽练习对人的肌肉系统、精神系统、内分泌系统、消化系统都非常有益，能使做完器械后的肌肉放松下来，帮助舒展肌肉线条，帮助人的体形变得更为匀称，线条更为优美。

不少人练完瑜伽后都会感觉疲劳感得到缓解，这是因为瑜伽能平衡人体中的各种腺体，使人从生理到心理都得到舒缓；而且瑜伽动作中大量的前弯、后仰、扭动、斜腹、挤等动作，还能按摩人的内脏器官，促进消化。有些瑜伽动作甚至能治疗胆结石、腰肌劳损等疾病。

爵士舞

爵士舞包含了从芭蕾到探戈的各种舞蹈形式，可以锻炼身体的柔韧性，而且所有的动作都是伸展的，对气质的培养也很有帮助。

爵士舞对美腿锻炼是非常有效的，它从压腿和踢腿动作开始。压腿能促进腿部血液循环，减轻肌肉的疲劳感，塑造肌肉的线条；踢腿是比较剧烈的动作，能提高力量。几个基本动作如开、绷、直等，使身体各部分都得到锻炼，而且姿态优美挺拔，在优美音乐的配合下，身心都能达到愉悦的感觉。

水中柔体操

水中柔体操可以充分利用水的阻力和浮力。通过水的阻力锻炼人的力量、耐力，塑造完美的形体；通过水的浮力，锻炼人的柔韧性，减少运动损伤。

另外，由于水中锻炼基本不出汗，减少了陆上训练后汗水中的盐分对皮肤的刺激。同时，水又对皮肤有好处，水中运动能够提高皮下血管循环功能。水还可以按摩，水流、波浪的摩擦和拍打具有特殊的按摩作用，可避免并减少肌肤的松弛和老化，使肌肤光洁、润滑、富有弹性，去热效果明显，理想的水温一般在 27 ～ 30 摄氏度之间。

TIPS

练习普拉提时的饮食要求

1. 训练前 2 小时勿进食——练习中的大部分动作需要腹部肌肉的参与，或主动发力，或起稳定作用，或协助参与动作的完成。在训练前如果吃得太饱，在练习中会影响腹部肌群的参与，可能会出现胃胀或不适的感觉，长此以往，可能导致胃下垂。

2. 训练后 2 小时勿进食——训练后，人体的新陈代谢非常快，吸收也比平时要快，即所谓的超量吸收，因此，这个时间段吃太多，定会导致体重增加。

3. 喝水——训练中可以喝水，但是要少喝、慢喝，应分几次喝，且不要喝太凉的水。

太极拳，滋养身体细无声

太极拳是中华民族传统体育项目之一，是介于动和静之间的一种运动。它能调节中枢神经，有增强血液循环和心脏收缩运动，加强呼吸、消化、排泄等器官的功能，具有改善人体的新陈代谢过程等作用。因此，太极拳对于健身、防病、推迟衰老等都有良好的功效，对于患有心脏病、胃溃疡、高血压、肺结核、关节炎、神经衰弱等慢性病的人来说，太极拳也有很好的辅助治疗作用。

太极拳还是一种温和的全身运动，是练身、练气、练脑的高度和谐的身心整体运动。对女性来说，练太极拳是一个非常不错的选择，它极虚极灵，极重极轻，如能长期练习，不仅能锻炼身体，还能健美体形。太极拳的顶悬、沉肩坠肘、含胸拔背、松腹开胯、敛臀等身法要求，加上在练习时的腰部旋转，可使女性的全身肌肉得到充分锻炼，有助于塑造出良好体形。同时常练太极拳还能养心，能培养出雍容沉稳的大家风范，让你内心笃定，周身散发出一份别样的魅力。

太极拳对身体各个系统的益处

心脏血管系统：练太极拳时，肌肉呈自然放松状态，血管通畅性更好，心脏做功减少，促使血压下降。所以练太极拳能防治各种心血管疾病，尤其对冠状动脉疾病是最好的治疗性运动。而且太极拳还能加强血液及淋巴的循环，消除体内淤血。

呼吸系统：太极拳的呼吸细、慢、深、长，能训练横膈肌，保持肺组织弹性，增强肺活量。常年坚持打太极拳，身体上下运动，肺部血流均匀，会减少呼吸的生理死腔，增加呼吸效应。因此，打太极拳对于慢性肺功能不良和肺结核康复期的患者，是一种很好的健身运动。

骨骼肌肉系统：太极拳强调全身动作的协调，对骨骼肌肉的保健有较好功效。经常练太极拳，对脊柱的形态和组织结构都有良好作用，对于慢性类风湿性关节炎患者也有康复功效。

神经系统：太极拳是内外双修，能促进中枢神经对人体所有神经和器官的调节与支配。同时，太极拳还能使疲劳的大脑得到充足的氧气，并得到休息、调节和开发，是脑力劳动者的首选运动项目。

新陈代谢系统：打太极拳对脂类、蛋白类以及无机盐中钙、磷的代谢影响是良性的。一般经过 5 ～ 6 个月的锻炼后，血液中蛋白含量会明显增加，球蛋白及胆固醇的含量却明显减少，而且动脉硬化的症状也大大减轻。

消化系统：太极拳能促进腹腔血液循环、胃肠蠕动和消化液的分泌，对有消化系统疾病和肝炎的患者亦有较好功效。同时，练太极拳时，细、慢、深、长的呼吸对胃肠道起着机械刺激的作用，能改善消化道的血液循环，起到促进消化的作用。

练习太极拳的要领

轻松自然：练习时应穿着宽松、舒适、吸汗的服装，去除各种饰物，鞋子也应以轻便为佳。

神舒心定：在太极拳的练习中，集中精神，肌体自然舒展，身体不要过分紧张，也不可过分放松。体态舒松，动静结合，使大脑在运动中获得休息，神经系统得到更好的调整。

立身中正：从开始练习太极拳时就要注意身体的姿势，保持身体重心的稳定，特别要保持上身自然正直，腰脊正中，姿态自然。初练者练习时的重心不要过低，要量力而行，如果膝关节有不适的感觉，应提高重心或停止动作，不可强求。

用意导力：太极拳的动作应在意念引导下进行，"意到身随"、"先在心，后在身"，以意念支配动作，引导劲力，势换劲连，劲换意连，力求意念、劲力、动作三者合一。眼神一般为平视，要与意识结合在一起，有视而不见的感觉。

呼吸自然：太极拳的呼吸要与动作配合，开、提、收时为吸，合、沉、伸时为呼。要用鼻子呼吸，不要憋气，吸气时舌抵上颚，横膈下沉，增加吸气量，促进气血循环。

轻灵和缓：打太极拳要虚实分明，刚柔并济，既轻灵，又沉着，圆活不滞，避免不分主次、平均用力、生硬呆滞。

上下相随：练太极拳时，要使上、下肢，躯干等各部分进行协调的运转，各部位动作保持协调一致，做到"周身相随"。

连绵不绝：要保持动作连贯，前手衔接，自始至终，一气呵成。

循序渐进：动作应逐渐增加，次数由少到多，时间由短到长，运动量要恰到好处。

持之以恒：太极拳是一种逐步收敛的健身法，坚持练习才会对健身有显著的效果，切莫操之过急。

TIPS

练太极拳的十忌

太极拳简单易学，练习基本上不受时间、空间的限制，深受人们喜爱，但是，在一些情况下要尽量避免练太极拳。

忌在雷、雨、雾天练习。

忌在窝风的地方练习。

忌在空气质量差的地方练习。

忌在气温低时练习。

忌在吵闹的环境中练习。

忌在心情欠佳时练习。

忌在体质弱时练习。

忌在身体非常疲劳时练习。

忌在过饥或过饱时练习，练后不宜大量喝水。

忌练完后马上用凉水洗澡。

上班族健身，随时随地随便

每天运动一小时？半小时？大部分上班族都会摇摇头：哪有这么多时间啊？其实办公室就是一个很好的锻炼场所，工作忙碌的上班族，完全可以将健身融入到工作中，在办公室获得充沛的精力及健美的身体。

等待电脑启动时，蝶式拉伸

这个运动主要是舒缓颈部和肩部的紧绷感，保持肩部血管的通畅感。1分钟拉伸练习可以消耗 3.2 卡路里热量，按每周五天算，一周就消耗了 16 卡路里热量，一年按 50 周算就消耗了大约 800 卡路里热量，而 3500 卡路里等于 1 磅脂肪，也就是说，1 分钟拉伸练习坚持一年就能燃烧掉 0.23 磅体重的热量。1 磅约等于 1 斤，只要你坚持若干年，这些零敲碎打的边角时间就在为你的健康增加积分。

- 以正确的姿态端坐，双手放于脑后，大拇指放在头骨下端。
- 深呼吸，同时张开双肘。尽量向外侧拉伸，如同蝴蝶展翅的动作，感受肩胛部位的紧压感和肩膀前方的拉伸感。
- 吐气，同时双肘向前摆动，在脸颊前合拢。
- 练习时，将下颌尽量向胸部靠拢，可以加大上背部与颈部的被拉伸强度，同时深呼吸，保持此动作 30 秒后，再完全放松。

看电子邮件时，扩胸练习

看邮件是每天的必修课，其实这个时候可以作扩胸练习，舒展肩部与胸部。这个动作对于纠正含胸驼背非常有效。

- 以正确的姿态端坐或者坐直，双肩放松。双手相握于背部下端。收紧腹部肌肉，保持背部直立，吸气。
- 吐气，双肩向后，夹紧背部。同时双手同上抬，拉伸胸部和双肩，保持此姿势，吸气。
- 吐气，同时将紧握的双手向上抬，进一步拉伸。
- 保持这个姿势 30 秒，并深呼吸。

思考的时候，保养一下疲劳的双眼

电脑是上班族的必备工具，于是用眼过度就成为通病。思考问题的时候，其实可以离开电脑，用一些简单的动作舒缓疲惫的眼睛。

- 以正确的姿态端坐，双肩放松。双手手掌快速摩擦，直到感觉温热，身体前倾，将双肘放于办公桌上，双手内扣双眼上，闭眼。
- 缓慢地深呼吸，保持姿势 15 秒，将双手拿开。
- 挺胸，同时胸腔下方向内收缩。保持肩部与臀部在同一垂直线上。
- 深呼吸时，尽量放松全身，特别是面部、颈部和肩部，这样可缓解疲倦感。

打电话时，颈部放松

长时间打电话，身体容易做出不良的姿势，让肩部和颈部疲劳。其实可以通过颈部拉伸练习，减缓肌肉紧张感，享受美妙的颈部拉伸。

- 以正确的姿态端坐，双肩放松。保持臀部与双脚脚尖向正前方。
- 头向右斜侧，让右侧耳朵尽量靠近右肩，将电话听筒放于右耳下，不要低头，保持面部，下颌和躯干在同一垂直线上，避免躬背。深呼吸，保持拉伸姿势 30 秒。
- 挺胸，同时胸腔下方向内收缩。保持肩部与臀部在同一垂直线上。
- 换另一侧做。

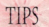

······························· **TIPS** ·······························

办公楼和健身房大比拼

1. 楼梯 VS 健步机

相似度：90%

优势对比：爬楼梯是以人为主动一方，后者的人作为参与者则是被动的。健步机的履带可以调节滚动速度，以此来增强运动强度，在爬楼梯时同样可以加快上下楼梯的速度达到同样效果。爬楼梯还有一个好处哦，想停下就可以随时轻松止步；而在健步机上一不小心，就要栽个"大马趴"。

锻炼目标：增加静止时脉搏跳动次数，改善心血管功能，增强体质。

适合人群：腿脚无残疾，无腰椎颈椎病史的办公室人群。孕妇不宜！

2. 图书 VS 哑铃

相似度：80%

优势对比：图书在办公室里随手可得，重量也可自由增减；但哑铃形状更适宜人手掌握，各有利弊吧。

锻炼目标：坚持做下来可以减少难看的上臂"招呼肉"，让你的手臂线条结实而优美。同时有效锻炼肱二头肌，增强肩背力量。

适合人群：所有久坐办公室里的 Office Ladies。

3. 椅子 VS 瑜伽垫

相似度：50%

优势对比：在椅子上做简单的瑜伽动作，最有效地利用了办公室的窄小空间，不会妨碍他人活动，随时可以进行；瑜伽垫当然更加舒服，但对场地和环境要求太高。切记一定要选一把结实平稳的四脚椅子。转椅上做的那不叫瑜伽，叫杂技！

锻炼目标：肩背，腰腹，四肢以及头颈各处，放松意念，舒畅心情。

适合人群：有初级瑜伽基础的白领女性。瑜伽要求四肢的灵活和心神的凝注，请根据自身具体情况决定。

冥想静养身，化解压力

现代人的身心像装满水的杯子，一点刺激都会让人崩溃。烦躁、沮丧、厌倦、自卑等不良情绪在折磨心灵的同时，也损害着你的健康。面对这种状况，越来越多的人开始选择冥想这种简便易行的静养方式。

冥想能让紧张的内脏得以放松，使受阻的气血经络顺畅，保持人体气机通畅，起到强化脏腑的功能。而且，从养心上说，冥想是停止知性和理性的大脑皮质作用，使自律神经呈现活络状态的一种方式，冥想时人的意识会停止一切对外活动，而达到一种"忘我境界"。如果每天能坚持做 10 ~ 30 分钟的冥想，就能让身心归零，身心的调整会出现想象不到的变化，消极、疲惫、压力会随之化解，人会更多地体验到喜悦、快乐、从容，体力充沛，每天感受到阳光的温暖和灿烂。

进入冥想状态，必须使全身的肌肉、细胞以及血液循环等都缓慢下来，当进入冥想状态时，你全身的能量只进不出，长此以往，体质会大幅提升，人也会变得平和淡定。这里有几种目前流行的冥想方法，你可以根据自己的身体状况、时间和喜好选择进行。

瑜伽冥想

瑜伽冥想是运用瑜珈动作，达到身体关节放松及拉伸，使心情彻底放松，把注意力集中在某一特定对象上的深思方法。一般来讲，瑜伽冥想适合想深度放松、调养身心和有焦虑症、轻度忧伤状态、轻度强迫症、慢性失眠及更年期身心症等问题的人。瑜伽冥想是确保身体与精神两方面受益的方式，还能够让练习者放弃对健康具有摧残力的坏习惯，如饮酒、吸烟等。

简易坐势冥想法，是比较容易学习和坚持的瑜伽冥想方法。动作步骤为：坐在垫子上，左脚脚心贴在右大腿内侧，右脚脚心反方向贴在左小腿内侧，调整身体重心，双腿尽量平铺在地板上，直立腰背，微收下颚，并尽量向上拉伸颈部；双手拇指与食指相接（莲花指），手心向上，手臂、肩部保持放松垂于腿部，闭双眼，用鼻子做深呼吸。这种方法需要注意：背部要始终保持挺直，不能下塌。

瑜伽冥想还有半莲花坐式、莲花坐式、仰卧式等，可以在专家的指导下练习。

坐禅冥想

坐禅冥想是发掘并发挥人类潜在智能和体能的良好方法。人如果受到过多和杂乱的妄念的影响，会消耗体能、降低智能，还会导致情绪波动、欲望强烈、愤恨、傲慢、失望等，使身体系统严重失调而失去平衡。坐禅冥想能够减少无益的妄念，使大脑经常保持轻松与冷静的状态。坐禅会让人坚强意志，改变气质；在身体方面，可以获得新的能量和活力；在心理方面，会得到新的希望，对周围的环境和状况，会产生新的理解和认识。

坐禅冥想的方式为：双腿盘坐，右脚背压于左大腿内侧，左脚背压于右大腿内侧。采用腹式呼吸，将注意力集中在呼吸上，一开始不必强求腹式呼吸，顺其自然，保持平常呼吸。持续下去，日子稍久，放慢呼吸速度，从而逐渐达到腹式呼吸。

音乐冥想

音乐冥想是一种优雅的冥想方式。选择一些舒服、放松和喜欢的音乐，最好是自然界声响的音乐，如浪涛、花香鸟语等，也可以是自然加上柔性的东西方乐器、神秘的电子合成音乐……这些音乐能够引你进入神奇的自然冥想，不同的音乐能带给你不同的心灵境界，总体来讲音乐要柔和、愉快和轻松。音乐冥想在使人获得身心平和安宁的同时，还有激发无限的精神之爱和幸福美妙感受的作用，同时能刺激内心，焕发新的体内能量，净化心灵，释放心灵毒素。

音乐冥想没有固定的动作，只要自己觉得舒服和适合就可以。

芳香冥想

芳香冥想是一种有嗅觉功效的冥想，选择自己适合的、喜欢的香薰精油，利用嗅觉慢慢释放心灵毒素，调节身体压力和不适，以达到良好的减压和美容效果。这不仅是洁净心灵的一种有效的方式，更是舒缓并唤醒肌肤和身体活性，提高身体敏感度的一种方式。这种方式对于女性更为感性，在冥想的同时，还会提升女性优美的性情和高尚的情趣。

具体方法为：选择好自己喜爱、适合的香精油，放入精油炉加热散发香气，选择坐式盘腿的方法，采用缓慢的腹式呼吸。想象着自己已经到达喜欢和向往的地方，从头部开始放松，接着是肩部、腰部、背部……然后告诉自己："我现在彻底地放松了，我的心灵找到了真正的安宁，我已经没有烦恼了。"

美肤冥想

美肤冥想也是女性美容的一种心理暗示方法。比如，经常冥想一位皮肤光滑细嫩的少女，可延缓你脸上皱纹的发展。心理对身心产生的作用是明确的，当你冥想时，大脑会产生一种激素，遗传因子按照冥想对象不断地调整，使你控制肌肉、软组织甚至骨骼形态的信息码发生相应变化，从而达到美肤的目的。

这种方法没有固定的动作和步骤。选择一个幽雅安静的环境，不拘姿势，调整好情绪，跟着自己的腹式呼吸进入冥想状态。从一数到十，渐渐放慢呼吸，想象着自己的皮肤光洁无瑕，红润，自然有光泽。

TIPS

冥想的注意事项

不要在吃饱饭后冥想。

排空肠和膀胱。

盘腿座，面向北或东，这是磁场最有利的方向。

每天在规律的时间冥想是很重要的，最好是每天早、晚（一天活动结束之后）练习至少半个小时。

在日常活动中运用冥想的意识。

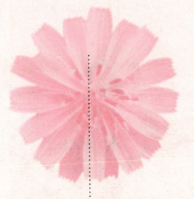

Love Yourself
Heartily

第四章

减法生活：现代女性的流行方式

女人希望年龄做减法，一年比一年年轻，可是，不更新生活理念，再美的梦想都是水中月。减法生活，就是化繁为简的幸福法则，减去不必要的娱乐、工作、浓妆、高碳、欲望等一切有损身心健康的东西，换来的将是一份生活的从容与品质。

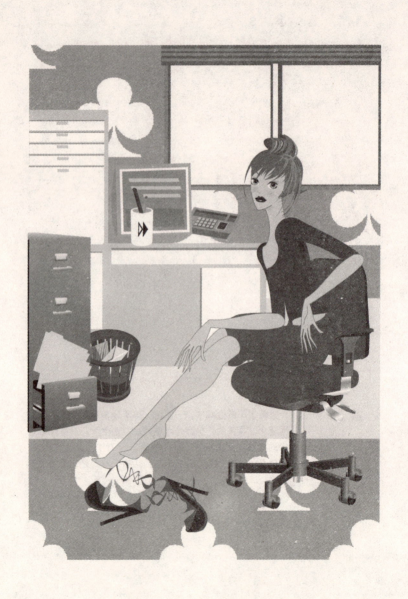

不做疲于奔命的小白鼠

在全球范围内，许多国家掀起一场积极抵制做"时间奴隶"的运动，号召人们让自己的生活节奏缓慢下来，让生活更人性化一些。哲学家和心脏学家是倡导这一理念的主要人群，告诫人们，不要做疲于奔命的小老鼠。

现代人每日生活在大小诸事的催促之中，快得无暇深究忙碌背后的意义所在，忙得无暇关注内心真正的需要。因为速度快，悠闲仿佛远去，从前的浪漫不再滋养现代文明人的生活。

每日由清晨睁开眼睛劳作到午夜闭上眼睛，一如海德格尔形容的"沉沦于操劳和操持之中"，连偶尔的发呆、出神都是极为奢侈的梦想，难怪米兰·昆德拉如此慨叹："慢的乐趣怎么失传了？古时候闲荡的人都到哪里去了？民歌小调中游手好闲的英雄，那些漫游各地磨坊、在露天过夜的流浪汉，都到哪儿去啦？他们随着乡间小道、草原、林间空地和大自然一起消失了吗？"要自己慢下来真的是一件很困难的事，一定要这样吗？每个职场人仿佛异化成了下面这则寓言里那只疲于奔命的小老鼠。

一只小老鼠在路上拼命奔跑。乌鸦问它："小老鼠，你为什么跑得那么急？歇歇脚吧！"

"我不能停，我要看看这条道路的尽头是什么模样。"小老鼠回答，然后继续奔跑着。一会儿，乌龟问："你为什么跑得这么急？晒晒太阳吧！"小老鼠依旧回答："不行，我要急着去路的尽头，看看那里是什么模样。"

一路上，问答反复。小老鼠从来没有停歇过，一心想达到终点。直到有一天，它猛然撞到了路尽头的一个大树桩，才停了下来。

"原来路的尽头就是这个树桩！"小老鼠喟叹道。更令它懊恼的是，它发现此时的自己已经老迈："早知如此，好好享受那沿途的风景，该多美啊……"

生活中，沉浸在职场快节奏中的都市白领，为了不迟到，他们步履匆匆，拼命地挤公交车，顾不得文明礼让；为了赶时间，他们在速食店里狼吞虎咽，顾不得让肠胃休息一会儿；为了不错过客户和老板的召唤，他们的手机 24 小时开着；为了提升自己，他们丢下周末的娱乐，进了"充电"速成班；为了工作，他们把儿女情怀、父母亲情抛在一边……他们每天都在跟时间赛跑，脑海里只有"快一点，再快一点"的概念，从来不肯减速，担心一减速就会被时代列车抛到后面。

靠着种种的努力，他们成为老板的"万能胶"，获得了领导绝对的信赖感，事业也小有所成，可当自己正在为生活疲于奔命的时候，生活已渐渐远离。等待他们的是什么呢？情绪焦躁、家庭失和、职业枯竭、身体越来越糟糕……

许多优秀的职场人士因过度透支身体英年早逝，如王均瑶、李媛媛等。这不就是寓言中疲于奔命的小老鼠的缩影吗？约翰·列侬说："当我们正在为生活疲于奔命的时候，生活已经离我们而去。"

医药学家拉里·多西曾提出"时间疾病"的概念，认为当代人的生活被束缚在"毫微秒文化"中，人们的时间被切分到最小，一周 7 天每天 24 小时不停地工作，日常生活被忙碌和焦虑充斥。这种毫微秒文化发展到极致，人的身心会超负荷运转，长期处于亚健康状态，健康就会受到严重损害。

无休止的快节奏生活给执著的追梦人带来丰厚的物质回报的同时，也给他们带来了心灵的焦灼和精神的疲惫。这些和时间竞赛的"小老鼠"终于发现，眼前的"快"使自己迷失了生活方向，使自己离健康和幸福越来越远，于是，一种与先前完全不同的生活方式开始在他们之间流行，这就是过"减法生活"。

有的人开始静下心来读一些"心灵鸡汤"之类剖析情感、体验生活的文章；开始在工作中恢复曾被"快节奏"驱逐走的下午茶或午餐时间，用于缓冲、休息和人与人之间的交流；开始推掉一些可以放弃的应酬早早回家；开始把周末留给自己与家人、朋友间的团聚；开始学着吃个甜点或喝杯咖啡消磨一下午；开始将晒太阳列为每天的必修课；开始减少欲望、工作、娱乐、社交、二氧化碳……

所有的"减法生活"与个人资产的多少并没有太大关系，只需要平静与从容的心态。其实，真的不必等到实现了所有的梦想后才开始休息，如果你一定要执著地抱着这个想法，你会永远等不到那一天，恐怕要抱憾终生了。如果你真的珍惜生命，奉劝你从现在开始，坚决摒弃小老鼠的行为方式，幸福地活在当下。

TIPS

找准你的健康周期

1. 45 分钟，疲惫周期

当我们中枢神经系统处在兴奋状态时，其调节功能加强，新陈代谢加快，身体各项机能达到最佳状态。但一般 45 分钟后这样的"兴奋"将全部消失，注意力无法集中，体内产生的代谢废物越来越多。

对于职业女性来说，应该每隔 45 分钟左右休息 3 ~ 5 分钟，哪怕只是在办公室里倒杯水，稍微活动一下也好。

2. 24 小时，睡眠周期

健康人体的活动大多呈现 24 小时昼夜的生理节律。人只有进入熟睡状态后，身体众多器官，如肝、胆、肺等才能陆续自我排毒，人体细胞外液、皮肤等也得以高速地自我修复。此外，高质量的睡眠还是恢复体力、养足精神的最佳方式。

晚上11点至凌晨5点，使用富含营养物质的滋润晚霜及保湿剂，能使皮肤的保养和修复达到最佳效果。

3. 28天，养颜周期

女性的生理周期主要受体内两种激素分泌的影响，分别是"雌性素"与"黄体素"。从每一次月经来潮，到下一次月经来潮，大致可以分为4个阶段：月经期、滤泡期、黄体期和月经前期。

月经期（第1～7天）：尽量喝温热且促进血液循环的饮料，多让肌肤休息，并选择补充水分的保养品。

滤泡期（第7～14天）：因为皮肤状况好，像面膜、精华液等高浓度产品应尽量使用，效果会更明显。

黄体期（第14～21天）：容易因紫外线产生黑斑。所以不能忘记了防晒，晚上擦美白护肤品，阻断黑斑产生。

月经前期（第21～28天）：这是一个月里肌肤最糟糕的时候，早点睡觉，皮肤至少不会变得更糟糕。

分清想要和需要，炒欲望的鱿鱼

在现实生活中，经常可以看到一些对物质享受有着极强欲望的人。他们想拥有宽敞的房子、高档的汽车、名牌的服装等等。但是，社会的不断进步和经济的飞快发展使他们已经拥有的很快落伍了，于是，他们拼命奔向新的目标。他们对生活的期望值越大，失落感就越强，活得也就越疲累、越没有自我。

尽管拥有了这些外表绚丽的东西，但他们真正的生活质量并不高，因为他们分不清想要和需要的区别，总是想活给别人看。穿昂贵的衣服是为了显摆，开高级轿车是为了体现自己高人一等，住豪宅的目的是为了树立自己的成功形象，暗地里却因高房贷而被银行一层层"揭皮"，可以说，忙碌的结果往往是房子或汽车拥有了他们。

其实，幸福和快乐就是一种生活状态，和物欲并没有直接的因果关系。幸福的公式是：幸福＝现实÷欲望，一般情况下现实的变化都不大，但是幸福和欲望在这个公式里面是呈反比的。很简单，如果一个人的欲望超过了自己现实的承受力，那么，他的幸福指数就可能要降低，内心被抱怨和不满所堵塞，负面能量以极大的力量磨蚀着他的生命，也让他错失了许多美丽的时光。反过来，如果想达到一定的幸福指数，你必须降低你的欲望，这样才能心气平和甚至很满足地过完一生。

有一个普通的化验员，离婚后一个人带着孩子过，她明白想要和需要的区别，很赞同"有房子，有票子，不如有个好孩子"的观点，所以，她洒脱地拒绝了单位盖的经济适用房，仍住在原来的小房里，剩下的钱用来保证孩子有足够的教育经费和自己的进修。她认为，生命的目的不是获取财富，而是发现"你到底是谁"，你来世间的使命是什么？人生的使命在于不断地成长自己，完善生命，使生命的整个过程变得喜悦丰富。同时，身为父母，还要将孩子培养成可用之人。现在的她，已经升职为部门经理，孩子也教育得很好，乐观上进，温良敦厚，多次被评为市级三好学生。

是的，都市生活"乱花渐欲迷人眼"，走着走着，就有些恍惚了，有些不能守住自己了。生活中最大的错觉在于坚信生活就是为了得到或拥有更多的东西，为了高人一等。其实，不着眼于物质，不被物质所牵引，分清什么是想要，什么是需要，炒一炒欲望的鱿鱼，认真努力地活好每一天，最大限度地挖掘自己的潜能，体会生命的鲜活，你的生活将会更有质量。

3号工作狂，请向9号学习

都市里的格子间潜伏着许多"工作狂"，他们和自己的工作几乎融为一体，休闲是他们最感痛苦的一件事，所以休闲时他们也会带上笔记本电脑。

从心理学的视角看，他们属于九型人格中的3号。这类人的字典里没有"加班"一词，因为他们永远不曾真正地"下班"。3号是一个讲求争先、喜欢挑战的人，他们会把很多精力放在工作上，很多时候会忽略自己的身体、感受，甚至身边人的感受。他们是停不下来的人，一个目标实现了，另一个目标又出现了，一个又一个地达到目标，不断地建立成功者的角色。因为他们认为，自己并不可爱，只有成功和成就才能让别人认可他们。

如果你每天的工作基本在10个小时以上甚至达到14个小时，几乎没有休息日、睡眠不足、三餐不定时，你将会出现面色暗沉、头疼、胸闷、易怒、忧郁、烦躁、抓狂……不用说，你已经加入到"3号人"的队伍中来了。

"3号人"精力旺盛，冲得很快，如果你同他讲"不要冲得太快太猛，要注意一下自己的身体"，他是听不进去的。直到有一天因体力不支而累倒时，你会发现，3号非常沮丧。因为他认为，离开工作、离开目标去过这种平淡且没有挑战的日子，对他来说太痛苦、太无聊了，这样的日子，有什么价值呢？

"3号人"一多，撒旦就笑了。

"3号人"活跃在社会的不同阶层中，而在这些人中，也许脑力工作者的过劳对身体的伤害更大。因为对于体力劳动者来说，"过劳"了，你的身体会给出一些信号，告诉你它疲惫了，不能再像卡通片中的机器猫一样为你提供能量。但是脑力劳动者却可以硬撑下去，于是在你绞尽脑汁的那一刻，请静下来看一看，谁正在你的背后偷笑？是撒旦正在偷笑！

　　在这里，给那些"3号人"一个小小的设问：健康和工作，哪个更重要？如果你没有时间休息，你一定会有时间生病！

　　职场的拼杀是一场没有硝烟的战争，有句话叫做不想当将军的士兵不是好士兵，但，做不了将军的士兵并不都是坏士兵。人生纵横交织的路途中，从士兵做到将军的人微乎其微，太多的纵向比较只会让人心态失衡。而横向比较的乐趣却十分多，即使人生十有八九不如意，也应该紧紧把握一二分如意的事。无论是休闲还是工作，无论是写计划书还是吹响心爱的葫芦丝，重要的是不但要为生活奔忙，还要做一棵思想者的"芦苇"。

　　长期以来，"奋斗"被现代人作为一个美好的词四处颂扬，它往往和艰辛、坚韧等褒义词相提并论，褒扬着一个人的行走轨迹，因此"蚂蚁精神"被不断放大。时代变了，环境变了，"蚂蚁精神"已不再符合信息时代。你看，蚂蚁往往是衔着食物死命往自己洞里拽，等拽到了洞里，蚂蚁又匆匆忙忙地出来了。尽管蚂蚁能把硕大的蜻蜓翅膀像孙悟空扛那把缩不回去的芭蕉扇一样给扛起来，可它终归是劳碌的、没有思维能力的低等生物，把觅食当作了生命的全部价值。

　　靠自己的聪明才智，靠灵活的头脑，赚取适当的钱，从容不迫地过一种悠闲的慢生活，还原生活的本质，才是21世纪的主流。

　　问一下自己，你有多久没跟爱人一起吃过晚餐促膝谈心了？有多久没陪孩子一起去儿童乐园了？你错过了多少孩子成长的精彩一瞬？你有多久没跟父母一起逛过街了？在你成为"超人"的同时，你也逐渐沦落成了"寡人"。生活是一个丰富的万花筒，工作并不是人生的所有，请匀速全面地使用自己珍贵的一生，稍稍向9号人倾斜一点儿吧。9号人虽然有一点儿怠惰，不那么有进取心，也不容易获得显赫成就，但他们满足、平和、接纳、随和，对自己要求不高，对别人也要求不高，他们和谐自在地过好每一天，将自己的身和心，还有家人照顾得十分好。

有位哲学家曾说过，人生是一种合成物，它主要由三种成分构成，即有所作为、得到快乐和休息懒散。这三种成分绝不能少了其中任何一种，否则整个人生的趣味就会完全毁掉。

现在，快速的你应该慢下来，为自己准备一把轻便的折叠椅。工作累了，就随意地坐上去吧，如果再有一个制高点，就可以看着行色匆匆的人流，想一想自己的趣事。水样的光阴里，你的身心不再被社会洪流裹挟而去，而可以安详地享受流云和微风。

不做工作狂，就是真正地让自己的心在该下班的时候下班。要懂得，奋斗的辛苦过程与你欲望的指向紧密相连，你沉迷得有多深，你奋斗的路途就有多辛苦；你有多超然，你奋斗的路途就有多晴朗。

只有懂得品味闲适，让每一个假日都精彩，才能够看彩虹，看夕阳，步行去天堂，获得一个圆满丰富的幸福人生。

TIPS

小测试：你是否已经忙上了瘾

如果以下测试符合的答案超过两项，那就说明你可能已经对压力产生了依赖。

1. 如果度假时间超过两天，你就觉得心烦意乱。

2. 原本全家人一起看电视的晚上，你却缩在床上，拿着各大商场的优惠券上网搜罗各种促销活动。

3. 朋友聚会之前，你翻出家庭相薄绞尽脑汁地考虑如何将其编辑成具有外交水准的家庭宣传册。

4. 想不起来上次没吃早餐是什么时候。

5. 想不起来上次没吃午饭或晚饭是在什么时候。

6. 你匆匆游走于超市的各个货架，完全按照事先列好的清单购物，很少考虑别的东西。

7. 你把睡前浏览日程表视为一种放松。

8. 如果不在纸上记下"喂狗"一项，铁定会忘记。

9. 生日的时候家人送你一个MP3，至今还被原封不动地放在盒子里，因为你根本没时间下载歌曲。

10. 你答应要与医生预约或是与健身教练讨论怎样锻炼手臂曲线，结果却把这部分时间用在了与客户见面上。

放慢你的速度，将行事说话的速度降下来，将思维的触角绕开自己，这不是说让你忘记工作忘记生活，而是要你更加顾及自我，把眼光放得更长远，这样才能更健康、更顺利地走好每一步。

减娱乐：新都市主义者的乐活人生

赤橙黄绿青蓝紫，年轻人就是喜欢这样缤纷的色彩，也喜欢五颜六色的生活。于是，娱乐生活安排得就像一顿丰盛的宴席，K歌、蹦迪、郊游、逛商场、上网冲浪……简直比上班还要繁忙，人也被娱乐折腾得疲累不堪。

姐根爱自己

　　与此相反，有另一群主张乐活的都市主义者——在经历了 20 世纪末到 21 世纪初的浮躁后，人们发热的头脑终于降温，在追求了过度消费的虚无后，部分人开始追寻新的生活方式，健康并快乐地生活，即便是娱乐，也是有选择性的健康娱乐。或许是旅游带来的放松，或许是田野里的采摘带来的悠闲，或许是 DIY 给予的温馨……他们用一颗愿意慢下来的、体察的心记录游走，体验不同的生活情感，于是生活才真正地开始。

　　其实，娱乐精神的实质是提高生活的情趣，好的娱乐能让人快乐，还能把人带到时间的教堂里，让人沉浸其中，任时间缓缓流过，体会到生命的美好。所以，请静下来，检视一下自己的娱乐项目，给你的娱乐做一做减法，下列娱乐项目一定要严格出局。

"夜生活"导致"亚健康"出现

　　酒吧、咖啡厅、舞厅、KTV……对于现代都市而言，似乎夜晚才是其灵魂之所在，人们在劳累工作一天之后去泡吧、唱卡拉 OK，既能缓解工作压力、放松紧张的神经，还能扩大社交圈子，获得精神上的享受，的确是个休闲的好方式。但是，过度的"夜生活"是有害健康的。

　　专家提醒，过度的"夜生活"容易使人的生理节奏被扰乱，同时，"夜场所"中污浊的空气和噪音还容易引起各种潜在的病症，给正常生活带来负面影响。如舞厅激光高速变幻、旋转，令人眼花缭乱，超过眼球晶状体所能承受的调节能力，久而久之，便会造成视力减退。如果一个人兴奋的持续时间过长，中枢神经系统高度兴奋，长久难以平息，还容易造成失眠、头痛头晕、记忆力下降等亚健康症状的出现。

商场购物综合症

许多女性爱好购物，有的人在人多拥挤的大商场购物时，待了一段时间后，会出现头痛头晕、心慌气急、胸闷不适、烦躁不安、恶心欲吐等一系列不适症状，这种情况即所谓的"商场购物综合症"。为什么会发生商场购物综合症呢？这与商场这种特定的大环境有关。

噪声嘈杂。商场人来人往，交易频繁，人群中的嘈杂声大大超过了允许的 60 分贝。而噪声会使人心烦气躁、反应迟钝。形形色色的光污染与音响设备发出的声音，同样会使人不适。

空气污染。商场中人流量大，空气中污染物质多。经检测发现，商场在营业 1 小时后，空气中的细菌含量就会高出室外 45%，二氧化碳含量比室外高 3 倍，空气中不但缺氧，而且含有大量的悬浮颗粒物。过量的二氧化碳会使人血压升高。若是商场内有刚装修好的门面，甲醛、苯、氡等有害物还可能滞留于空气中，布匹衣物中的甲醛也会慢慢地向空气中散发。尤其冬天空气干燥，室内开着暖气，人体在此季原本就多头屑与皮屑，每人每小时因新陈代谢就有 60 万粒皮屑脱落。这些细小的粉尘可长时间地在室内飘浮并积累，会对人的呼吸系统产生刺激。

病菌聚集。商场购物人多密集，若通风不良，各种呼吸系统疾病病菌聚集、增多，春季又是各种呼吸道疾病的多发季节，人们的免疫力相对较低，因此容易发生上呼吸道感染。

要预防商场购物综合症的发生，专家提醒人们应当注意以下几点：在大型商场购物的时间应以 1 小时内为宜，冬季去大商场购物时间更应缩短，并尽可能不去人多拥挤之处；在商场内过于光亮、嘈杂、人群密集的柜台前不可逗留过久；年迈体弱、过敏体质者与小孩尽可能不去刚装修过的商场购物。

长时间打麻将——当心肩周炎

打麻将看似可以"锻炼"人的大脑,其实不然,因为打麻将时,人的活动量相对会减少,自然会引起体能的下降。另外,打麻将还可能引起肩周炎、颈椎病等症状,因为这和长期坐在办公室里办公的人是差不多的,容易引起"职业病"。如果打麻将的地方是在室内,有可能会由于室内空气流通不畅,比如"麻友"吸烟或本身患有易感染的疾病(如感冒、肺部疾病等),而对身体造成危害。

对于孕妇来讲,也不宜长时间打麻将,这不但影响宝宝健康发育,对孕妇本人的伤害也是明显的。孕妇本来就腹部充盈,玩麻将时,若长时间处于坐位,胃肠蠕动减弱,胃酸返流刺激黏膜,易引起厌食、呕吐、咽喉与上腹部烧灼感;同时腹部的压迫,使盆腔静脉回流受阻,围绕肛门下端的静脉充血突出,易发生痔疮,在大腿内侧及小腿背侧则出现静脉曲张和下肢的严重浮肿,甚至小腿抽筋。

TIPS

宅女的时尚生活方式影响健康

"宅女"们喜欢把呆在家里当成一种时尚的生活方式。每天睡到自然醒,整天对着电脑;喜欢用 iPod 或游戏机打发时间,擅长用 MSN 或电邮与人互动,每天固定浏览社群网站接收信息;每天吃快餐,久坐在电脑前……

"宅生活"虽然时尚,却严重影响人体健康,视力问题、颈椎病、鼠标手、心理疾病是这类人群最常见的疾病。因为长时间在家使用电脑，眼睛会干涩，出现干眼症或角膜炎，高度近视者视网膜易脱离。而一些像颈椎、腰椎病等原本属于五六十岁人群的常见病，也越来越多出现在这些"宅"一族里，这都与青年人长期"御宅"并使用电脑关系甚密。

此外，心理问题也比较明显，由于人是社会性的，只有处于社会之中才能正常成长，若长期独处，易导致心理障碍和精神疾患，如抑郁症、孤僻症等。建议宅女宅男们走出"宅子"，到真正的外界去呼吸新鲜空气，多参加一些社会活动和体育运动，回归群体，回归社会，快乐地生活。

减社交，多了些时间给自己

当代社会，人与人的相识、接触似乎只是一瞬间的事情。手机、Email、QQ 都是拉近人与人之间距离的良好工具。

这当然是一件好事，然而，凡事皆有度，过于沉迷社交只会让你神思紊乱。因为忙于社交，你没有时间在专业上精进，也没有时间留给自己的心，更让人看低了你。尽管成功学主张人脉即财脉，尽管卡耐基说"一个人的成功 80% 取决于人际关系"，但是，清醒的你，宠爱自己的你，还是要减少社交。

减社交包括两层意思，一个是不要把自己变成交际花，让自己辗转在一个又一个欢乐场所、一场又一场聚会中。聚会时你无疑是快乐的，可曲终人散时你会发觉精神内耗极大，心灵也极度空虚，谁会尊重一个把时间虚掷在浅薄快乐中的人呢？所以，对于一个依赖于从外界获取快乐的人来说，要学着向内看，从自己身上找到快乐密码。减社交的另一层含义，就是让朋友间的交往拉开些距离，不要亲密无间，也不要见面太勤，因为那会伤及纯真友谊。蕨菜和小花的故事很好地阐明了这个道理。

蕨菜和离它不远的一朵无名小花是好朋友。每天天一亮，蕨菜和无名小花都扯着嗓子互致问候。日子久了，两人都把对方当作自己最知心的朋友。同时，它俩发现，由于相距较远，每天扯着嗓子说话很不方便，便决定互相向对方靠拢，它们认为彼此之间距离越近，就越容易交流，感情也越深。

于是，蕨菜拼命地扩散自己的枝叶，它蓬勃地生长，舒展的枝叶像一柄大伞一样，无名小花则尽量向蕨菜的方向倾斜自己的茎枝，它俩的距离越来越近了。走在一起的结果是什么呢？由于蕨菜的枝叶像一柄张开的大伞，它不仅遮住了无名小花的阳光，也挡住了它的雨露。失去阳光和雨露滋润的无名小花日渐枯萎，它在伤心之余，不再与蕨菜共叙友情，相反还认为是蕨菜动机不良，故意谋害自己，便在心里痛恨起蕨菜来。

蕨菜呢，由于枝叶过于茂盛，一次狂风暴雨之后，它的枝叶被折断了许多，身子光秃秃的。看着遍体鳞伤的自己，蕨菜把这一切后果都归咎于无名小花，如果没有无名小花，它也绝不会让自己的枝叶恣意疯长。

于是，一对好朋友便反目成仇了。

一花一世界，一叶一菩提，其实这个小故事中，也折射出了人生的大道理，人际距离宜亲密有间。

周国平曾经说过，"给人带来最大快乐的是人，给人带来最大痛苦的也是人。""保持距离"就是不要太过亲密，心灵是贴近的，但肉体是保持距离的。能"保持距离"就会产生"礼"，尊重对方，这礼便是防止对方碰撞而产生伤害的"海绵"。

所以，为了还日子一派风清月朗，让心灵更加自由自在，少些繁杂相扰，少些无意义的色彩斑斓，就要适当减少社交，这也是提升生活品质的需要。

TIPS

减掉的时间去干啥

1.**锻炼身体**。健康的身体也是幸福人生的前提，减社交后多余出来的时间，你可以用来锻炼。比如，晨起在操场跑一圈；在天籁般的音乐背景下，练一段瑜伽；或是沿着美丽的湖畔骑单车……这些都是在给身体补充能量。

2.**发会儿呆**。发呆是静养身的一种，不自觉的发呆能够极大程度地让你的神经放松，达到近似睡眠的效果，让工作日时紧绷劳累的神经得到极大的舒解。另外，发呆时可以让人极专心地思考一个问题，达到锻炼思维的效果。

3.**练练书法**。书法不单是中国国学，也是一种常用的自然疗法，它不仅有抒发情感、修身养性、陶冶情操的作用，还具有调节人的精神活动，消除忧虑及调养疾病的作用。长练书法，可以让人心体谐一，得大自在。比如，遇事急躁的人练一练行楷，就会懂得圆和缓的妙处，可以使自己情绪稳定、气血平和。

4.**与家人相聚**。人的支持体系越强大，心理问题就越少，也越能从容地应对人生。减社交后，你就有时间多和家人相聚，对家人投入你的关心和爱，你不仅能从浓醇的亲情中获得能量，享受到家庭的欢乐，同时也是在巩固自己的支持体系。

当然，减掉的时间，你还可以做许多事，如学习一下红酒的品鉴知识、去看一场心仪已久的电影、听一场音乐会、翻翻相册、做一对可爱的袜子娃娃，等等，都可以让你的身心得到休养，优化你的人生。

聪明女人善做年龄减法

由于陈旧观念的影响，以及媒体上频频刊载的美女，嫩得能掐出水分来，两相比较，让许多已过 30 岁的女人内心油然升起"大势已去"的感慨，不但在职场上得过且过，对待生活也是抱一种随意态度。所谓相由心生，当心灵衰老时，面相自然不能容光焕发了。

任何人都逃脱不过岁月的侵蚀，会老、会丑，如果你不断地为魅力做加法，不断丰润自己的内在，你的年龄会自然而然地在做着减法。也许你有了皱纹，皮肤不如 20 岁细腻，可和同龄人相比，你仍然是年轻的。

香港名媛张天爱已过不惑之年，可从她的神态及装扮上丝毫看不出这是一个经历了岁月雕琢的女人。她从来不认为自己已经 40 多岁了，总拿自己当 20 几岁的人看。

对于自己的过去，张天爱有一套自己的饶舌的加减理论，活在这个理论中，心态永远不会老，老的只是容颜。一个人的一生若按100% 来计算，在她还是 BABY 的时候，她是一个需要照顾的 100%的小 BABY。后来她长大了，不再是孩子，但那个"需要照顾"的小孩习性的一面依然存在。她 20 岁的时候，她要把这个 100% 分成两部分，她觉得自己身上的 50% 还是个 BABY，可以撒娇、渴望被疼爱，另外的 50% 才是这个长大了的她。当她 30 岁时，这个 100%的人生又要按三部分来计算：30% 是那个 BABY 阶段的她，30% 是

20 几岁时年轻的她，剩下的 30% 是现在这个 30 岁的女人。

所以，她疯、她狂、她凶、她调皮、她活泼……她收放自如。她依然有着让人艳美的骨感身材，依然光彩夺目地活着，依然信心百倍地追求事业。

除了在心灵上自我调适外，要给自己的年龄做减法，女人一定要爱俏，要爱美。俏就是要光鲜地打扮自己，不要觉得自己年龄大了，结婚生子了，就疏于打扮。时尚、整洁的服饰，可以让你看起来神采奕奕，为你赢得众人的夸奖。赞美声会令你心情舒畅，笑意盈盈，看起来年轻好几岁。

因为"表"与"里"有着天然的、深刻的联系。时刻提醒自己注意精神面貌，时时以最好的形象展示在人前，天长日久，你就会越来越爱自己，也会越活越年轻。不能想象一个失去爱美之心的人，尤其是脸上有了一些岁月痕迹的人，一副衣衫邋遢、形象落伍的模样，那多让人扫兴啊。时时讲究整洁，注意仪表，才能让自己不掉"价"，不显得老气横秋。

穿衣打扮有个法则，过了 30 岁，人的打扮要遵循小自己年龄 10 岁的原则。比如说你 35 岁，就要按 25 岁的感觉打扮自己，让你在心理上永远年轻 10 岁。由衣服开始，你的眼神、你的表情、你的思维等，也跟着向年轻 10 岁倾斜，心情自然也轻快活泼起来。

影星刘晓庆，年逾 57，也算是一半老太太了，但她没有鸡皮鹤发、满脸皱纹，从形象到状态都不符合一个半老太太的形象，而是容光焕发，魅力四射，事业如一轮旭日，活得精彩纷呈。其实，女人年近六旬活得依然靓丽，实在是件大好事，既给世界添彩，又给普天下的女人们做了个好榜样。

女人天性爱漂亮。在女人们以时髦的、漂亮的行头来修饰自己，美化世界，紧跟时代步伐，继而将这美的感觉延伸至心态、品格、智慧、胸怀时，快乐早就如影子一样黏上你了。

TIPS

让你年轻起来的 8 个小秘诀

1. 自我增值

定期上不同且对自己有益的兴趣班和训练课，只要忙得充实有意义，你的每一种兴趣都会带给你不同程度的成就感，也能让你更年轻。

2. 计划一星期的打扮

如此就不需要每天一早起床，为当天要穿哪件衣服而伤脑筋，省下来的时间就可以不慌不忙地享用美味的早餐，或花些时间做脸部按摩。

3. 善用数字感受成就

习惯数字带给你的兴奋，利用数字带来的推动力让自己慢慢进步，就算今天只比昨天多做了两个仰卧起坐，也能带给你小小的快乐及成就感。

4. 找寻最新资讯

在你吸取无边的知识之余，又可享受比别人早一步发现新知的乐趣。

5. 设定不同主题的日子

依照你喜欢的方式，为自己精心计划一星期的特定日子，譬如打球日、逛街日、约会日、学习日、睡觉日，积极快乐地享受每一天。

6. 设计梦想剪贴图

专家说过，没有设定目标的人，就永远达不到目标。将你的理想、目标视觉化，以图片的方式，剪贴在大卡纸上，有空就拿出来欣赏，图片看多了，可以刺激我们努力地去达成某个目标。

7. 把自己当公主一样宠爱

每天花一小时的时间宠爱自己，投资在自己身上是应该的，每星期定好养颜滋补的时间表，吃燕窝、补品、维生素丸，做面膜……让自己随时都保持在最佳状态。

低碳生活方式正在流行

低碳生活代表着更健康、更自然、更安全，同时也是一种低成本、低代价的生活方式。低碳不仅是企业行为，也是一项符合时代潮流的生活方式。

低碳（Low Carbon），意指较低（更低）的温室气体（二氧化碳为主）排放，就是低能量、低消耗、低开支的生活方式。简单理解，低碳生活就是返璞归真地去进行人与自然的活动。

冰箱

冰箱内存放食物的量以占容积的 80% 为宜，放得过多或过少，都费电。

食品之间、食品与冰箱之间应留有 10 毫米以上的空隙。

用数个塑料盒盛水，在冷冻室制成冰后放入冷藏室，这样能延长停机时间，减少开机时间。

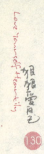

空调

空调启动瞬间电流较大，频繁开关相当费电，且易损坏压缩机。将风扇放在空调内机下方，利用风扇风力提高制冷效果。

空调开启几小时后关闭，马上开电风扇。晚上用这个方法，可以不用整夜开空调，省电近 50%。

将空调设置在除湿模式工作，此时即使室温稍高也能令人感觉凉爽，且比制冷模式省电。

洗衣机

在同样长的洗涤时间里，弱档工作时，电动机启动次数较多，也就是说，使用强档其实比弱档省电，且可延长洗衣机的寿命。

按转速 1680 转 / 分（只适用涡轮式）脱水 1 分钟计算，脱水率可达 55%。一般脱水不用超过 3 分钟，再延长脱水时间意义不大。

微波炉

较干的食品加水后搅拌均匀，加热前用聚丙烯保鲜膜覆盖或者包好，或使用有盖的耐热的玻璃器皿加热。

每次加热或烹调的食品以不超过 0.5 千克为宜，最好切成小块，量多时应分时段加热，中间加以搅拌。

尽可能使用"高火"。

为减少解冻食品时开关微波炉的次数，可预先将食品从冰箱冷冻室移入冷藏室，慢慢解冻，并充分利用冷冻食品中的"冷能"。

电脑

短时间不用电脑时，启用电脑的"睡眠"模式，能耗可下降到

50% 以下；关掉不用的程序和音箱、打印机等外围设备；少让硬盘、软盘、光盘同时工作；适当降低显示器的亮度。

用笔记本电脑时要特别注意：对电池完全放电；尽量不使用外接设备；关闭暂不使用的设备和接口；关闭屏幕保护程序；合理选择关机方式：需要立即恢复时采用"待机"、电池运用选"睡眠"、长时间不用选"关机"；电池运用时，在 WindowsXP 系统下，通过 SpeedStep 技术，CPU 自动降频，功耗可降低 40%。

燃气

用大火比用小火烹调时间短，可以减少热量散失。但也不宜让火超出锅底，以免浪费燃气。

夏季气温高，烧开水前先不加盖，让比空气温度低的水与空气进行热交换，等自然升温至空气温度时再加盖烧水，可省燃气。

烧煮前，先擦干锅外的水滴，能够煮的食物尽量不用蒸的方法烹饪，不易煮烂的食品用高压锅或无油烟不锈钢锅烧煮，加热熟食用微波炉等方法，也都有助于节省燃气。

其他

即将过期的香水，可喷洒在塞入枕头的干燥花里、洗衣服的水中和拖过的地板上。

任何电器一旦不用立即拔掉插头。

开车节能：避免冷车启动，减少怠速时间，避免突然变速，选择合适挡位避免低档跑高速，定期更换机油，高速莫开窗，轮胎气压要适当。

多用电邮、MSN 等即时通讯工具，少用传真机。

植树，植很多很多树。

TIPS

你也可以低碳生活

1. 少用纸巾，重拾手帕，保护森林，过低碳生活。

2. 每张纸都双面打印，相当于保留下半片原本将被砍掉的森林。

3. 随手关灯、关开关、拔插头，这是第一步，也是个人修养的表现；不坐电梯爬楼梯，省下大家的电，换自己的健康。

4. 绿化不仅是去郊区种树，在家里种些花草一样可以，还无须开车。

5. 完美的浴室未必一定要有浴缸；已经安了，未必每次都用；已经用了，请用积水来冲洗马桶。

6. 请相信，痴迷皮草那不过是一种返祖冲动。

7. 尽量少使用一次性牙刷、一次性塑料袋、一次性水杯……因为制造它们所使用的石油也是一次性的。

8. 10 年前乱丢电池还可以说是无知，现在就完全是不负责任了。

9. 衣服多选棉质、亚麻和丝绸，不仅环保、时尚，而且优雅、耐穿。

10. 烘干真的很有必要吗？还是多让你的衣服晒晒太阳吧。

11. 美国有统计表明：离婚之后的人均资源消耗量比离婚前高出 42% ～ 61%，呵护婚姻也就是保护地球！

大手袋，好看不好爱

很多男人会对女人手袋里放了什么感兴趣。但当他们看到女人从里面拿出的不仅是手机、钱包、钥匙等随身物品，还有文件、首饰盒、化妆品、MP4 等体积重量都不轻的备用品时，就能理解女人为什么越来越偏爱大手袋了。

据美国德克萨斯的医生萨德勒研究发现，美国女性背包的重量从 3 公斤到 4.5 公斤不等，其中 80% 的人患有颈、肩、背、腰等部位的疾患。尽管按摩、消炎和休息都能很好地帮助人们暂时缓解一些症状带来的痛苦，但是解决问题的关键不在这儿。

专家建议：女性应该携带不超过自身体重 10%~15% 的手袋，这种手袋可有效分散负载。如果大包是一种时尚饰物，偶尔背一下，或象征性地背一下也未尝不可，但若真用它放东西，千万别放太多，因为长期背大手袋，对身体的这些部位会造成伤害。

攻击目标一：颈

颈椎正常的生理弯曲是向前弯，办公室女性由于低头工作时间长，使得椎体前后的颈后部肌肉和韧带易受牵拉劳损、松弛，椎间盘容易向后突出。尽管大手袋的带子变得越来越长，但是这些超长带子也使很多人的脖子感到不堪重负，加重了颈椎的负担。

一般而言，颈椎病发作前会有预警信号，如头皮发麻、颈椎肌肉酸痛、肩关节疼痛、头晕、头痛、记忆力下降等，这时不妨做做颈椎保健操。

飞燕式锻炼：俯卧床上，双手置于臀部，头、胸、腿离床，仅腹部与床面相接触。

仰卧，双下肢呈曲状置于床上，以双足、双肘作为支点，通过挺胸，臀部离床，使人体呈弓状。

要注意的是，当你不得不携带大包时，要纠正不良走路姿势，应保持身体笔直，让头和肩膀基本"正直"。如果可能，应尽量携带体积和重量较小的手袋。背带比较长的斜挎包，最好将包放在腹部，而不要放在两侧。

攻击目标二：肩

从过去的传统来看，女人负重的姿势还是比较科学的，比如用脑袋顶篮子，或者把婴儿缠在背上。如今把物品重量集中压在一侧肩上，受力不均衡，对肩部造成不必要的伤害，容易诱发一系列肩部疾病，比如两侧肩膀、臂和手部呈放射性刺痛和麻痛，而咳嗽、喷嚏等则可加重疼痛。

当你肩部感觉刺痛时，可以长期练习肩部健康操。

- 采用站立姿势，双手自然下垂，双脚打开与肩膀同宽。
- 尽量耸高右肩，然后放下。
- 尽量耸高左肩，然后放下。
- 同时耸高双肩，然后放下。
- 双肩的肩关节向前做圆形转动，手臂要放松，然后恢复到原来的姿势。
- 双肩的肩关节向后做圆形转动，手臂要放松，然后恢复到原来的姿势。
- 可重复做 8 次。

攻击目标三：背

人的脊柱如塔吊，左边负重，脊柱就会向左侧弯曲。人体为了维持脊柱的平衡，脊柱右侧的肌肉会主动收缩，由于左右侧杠杆力臂的不同，右侧肌肉会产生数倍于左侧的力量，好比是塔吊长臂和短臂的关系。如左肩背 5 公斤重量，右侧肌肉可能要产生 15 ~ 20 公斤的力量才能维持身体的平衡，这种力量最终会压迫到腰椎。加上经常穿高跟鞋，日积月累，就会加速腰背部劳损。

所以，在手袋重量超过 1 公斤时，可以将重物抱在胸前，或使用双肩背包，让重量紧贴脊柱，使其均衡受力。

腰背部劳损在办公室一族中比较常见，当你在转身或弯腰时感到明显的牵扯和疼痛感，就要引起高度注意了，应多做背部健康操，以缓解不适。

- 站立，双脚分开一点，手放在腰部，四指朝向脊椎，以腰为轴，尽可能向后弯。
- 俯卧，双手肘慢慢撑起上体，腹部保持贴近地板。然后放松腰部，保持 30 秒。
- 把一只脚放在椅子上，身体前倾，双手在大腿下交叉紧握。抬起身子，用腰背的肌肉对抗双手的拉力。

攻击目标四：腰

由于工作特点，如用电脑、伏案工作等，办公室女性本来就是腰颈椎问题的高危人群，再加上越来越流行的大手袋，她们总是将笔记本电脑、手机、健身用品、化妆品、文件等全装进大手袋里，这就让职业女性的腰椎更加不堪重负。

腰椎病一旦发作，令人痛苦不堪，极大地影响了日常生活。而且，腰部隐痛好反复发作，劳累后痛感加重，弯腰困难，持久弯腰疼痛加剧；休息后疼痛缓解，适当活动或经常变换体位后疼痛可减轻。所以，为了自身健康，女性要避免背大手袋，如若腰间不适，则应在工作间隙做腰部健康操。

- 两脚分开站立，两手由前向上摆至侧上举（手心向内），抬头挺身，尽量将身体舒展开；左脚收回成并立状，接着下蹲，两手抱膝，尽量将身体团紧，使腰脊椎有拉紧的感觉。左右各做5次。

- 两手侧平举（手心向下），右脚向左脚后倒叉，两腿屈膝下蹲成歇步，两手同时由两侧向腹前捧抱，手指相对，手心向上；两臂内旋至手背相贴，接着尽量向上伸直，两腿同时徐徐伸直，至右脚跟抬起；两手向两侧落下，右脚收回成半开立。左右各做5次。

- 两手直臂向前上抬起，经前平举部位接着再向左侧后平摆，左手直臂手心向上，右手屈臂于胸前，手心向下，脚跟不能离地，眼看左手；双手再经体前向右平摆至右侧后平举，要求同上。左右各做10次。

- 脚不动，以腰脊为纵轴身体向右转动90度，同时左手经体前由下向右上方屈臂画弧，至右肩部位，眼看左手；上体向左转动，左手跟随继续经脸前向左画至左侧下，同时右手也向左画弧，当右手画至左肩部位时眼看右手。左右连续各做10次。

喜欢拿大手袋的女性，如果是手提的包，最好左右手平衡负重，走路时提肛收腹；如果只有一个较重的背包，最好两个肩膀轮流背，想方设法给你的大手袋减负。当然，建议爱美的女性最好选择灵巧的手袋。

要裸妆，不要浓妆

化妆，已经成为女人每天的必修课了。这既是一种对他人的尊重，一种基本的社交礼仪，也表明了对生活的热爱之情，一个执著追求美丽的女人是永远不会老的。

可是，凡事均应有个"度"，尽管化妆品可以将脸蛋修饰得很漂亮，若是每天化浓妆，将一堆化学品浓墨重彩地堆砌在脸上，多好的皮肤都会受到伤害，化浓妆究竟有哪些危害呢？

危害一：不小心使用了劣质、过期化妆品

护肤品并非越贵就越好，化妆品也遵循同样的道理。但劣质品的确误人不浅。许多劣质化妆品中含有超标的重金属，如铅、铬等，长期使用会被皮肤吸收，在体内积累，引起中毒反应。还有些产品为了追求一时的效果，加入激素或抗菌素，很容易对人体产生副作用。

此外，化妆品也有保质期，一些女人喜欢一种产品，就喜欢到底，即使已经过期了，还舍不得扔掉。要知道，为了使产品保质期更长，生产厂家在化妆品里都添加了大量防腐剂，一旦过期，防腐剂根本发挥不了作用，化妆品就会变质。

危害二：容易产生卸妆残留

化妆品为女人的面子添光彩的同时，也会成为皮肤吸附外界灰尘、细菌的强大磁场。化了浓妆的脸往往更容易沾染污物，加上皮肤分泌的油脂、汗液，其污染程度可想而知。有些场合，为了赶时间，不少女人常常来不及卸妆就直接补妆，这就等于在被污染的皮肤上又加了一层覆盖物，让皮肤彻底无法呼吸。于是脸上毛孔会越来越大，黑头、粉刺也频频冒出"尖尖角"。

还有些人虽然花大量时间化妆，却对卸妆掉以轻心，草率行事，致使残留的化妆品堵塞毛孔，惹来粉刺、瘙痒。时间一长，还会导致色素沉着。

其实，卸妆比化妆更重要。正确的卸妆要有严格的顺序：最先给眼部卸妆，再给面部卸妆，然后用泡沫洗面奶再次清洁全脸，还要拍上爽肤水，抹上眼霜和补水、锁水精华液。

危害三：化妆工具的污染

女人的包里都放着大大小小的化妆工具：眼影刷、腮红刷、唇刷、粉扑、睫毛夹等，这些看似不起眼的小工具，用处可大着呢。很多人只看到了化妆之后的神奇效果，却忽略了对化妆工具的清洁和保养，让肌肤每天都要受这些工具的污染和伤害。

比如眼影刷，它一直在敏感的眼周工作，不干净的话会引起眼睛过敏或者患上结膜炎。海绵粉扑脏了，不仅容易滋生细菌，还可能交叉污染化妆品，使其变色、变质。大家要像洗衣服一样，及时清洁化妆工具，免得把细菌也"刷"到皮肤上，惹出大问题。

在某些场合下，的确需要浓妆艳抹，但不宜天天如此，平时最好化淡妆，不上班的时候，最好让你的脸清清爽爽、素面朝天。此外，选用护肤品时不必"从一而终"，因为一款产品用久了肌肤会产生抵抗性，效果会日趋减弱。而且同一种产品的成分有限，给肌肤提供的营养比较单一，不利于肌肤营养的均衡，所以，隔一段时间就换一种牌子的护肤品，更有助于皮肤保养。

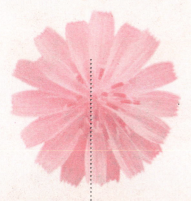

Love Yourself
Heartily

第五章

日常养护：将决定权握在自己手中

传统养生讲"上医治未病，圣医不治已病"。可见，把身体
或生命全盘托付给医生是下下策，将健康的决定权握在自
己手中才是无敌法宝。确保身体不生病的重点是日常养护，
你怎么上班、睡觉、用电脑……都能为你的健康加分或减分。

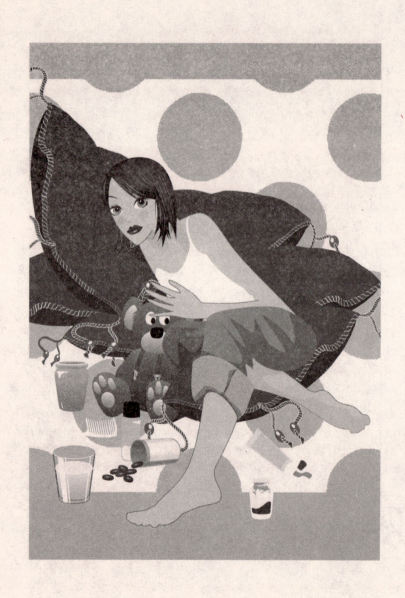

免疫力高，小病不来扰

每当季节转换，气候稍一变，你就首当其冲得流感；你的肠胃比你还娇气，在外面餐馆吃了一个普通的菜，其他人安然无恙，你却开始闹肚子；身体上的一个小小伤口，愈合起来都比别人慢半拍；经常感到疲劳，稍做一点事就感到累了；晚上睡不着，早上醒不了，还总是做梦。你是否知道，上述状况可能是免疫力低下在作祟？

免疫力分先天和后天两种，尤其是后天的不良生活习惯，会导致免疫力降低，如过多食用含糖食物、过量饮酒和主动或被动吸烟会给血液系统和心脏等器官造成负担和破坏，生病后盲目乱用抗生素等。还有电磁辐射、空气和噪音污染、缺少光照、经常熬夜以及心理焦虑或者消极悲观的情绪都会破坏人体的免疫力，使人体质下降，易受疾病侵袭，因而女性要想保持健康就必须强健免疫力。在生活中你不妨用以下几种方式来提高免疫力。

来一点茴香

茴香的特殊味道对有些人来说也许不太习惯，但它富含的维生素 C 比橙子高一倍，是促进我们抵抗力的原动力。把茴香切细手拌绿色生菜或莴苣食用味道更佳。经常用茴香包饺子也是不错的选择。

来杯人参茶

切几小片人参泡茶喝，可每天分几次饮用，这对提高你的免疫力有非同一般的功效。

跟着鼻子走

免疫力也很娇气，对于喜欢的气味及难闻的气味都有敏感的反应，经常将你最爱的香薰精油带在身边，抽空嗅嗅，可让你的免疫力保持在最佳状态。

做免疫餐

小米一碗，加两碗开水，煮熟后加入桂皮、香草粉和一薄片生姜调味，再放 1/4 的梨和一小撮核桃仁，煮 5 分钟后，再焖 20~30 分钟即可，食用时可加一点黄油和蜂蜜，味道更佳。

接受清晨的灯光

将卧室里面的灯光换成比较亮的日光灯吧！清晨睁开眼后就随手将灯打开，照射几分钟再起床，不仅能尽快清醒，一天的情绪也会高涨，晚上还远离了失眠呢。

搓脚心

先用双手搓擦发热，然后把两脚心向上置于床上，用热手掌摩擦，搓至脚心发热，也可用中指或食指端由脚心向脚趾方向按摩。

随时按摩经脉

用两个大拇指关节从鼻子两侧不断往下按摩，共按摩 10~15 次，或将大拇指放在另一只手的大拇指皱纹部位上按摩，或做圈状按摩 5 分钟，能起到提神醒脑的功效，略微感到一点疼痛并无大碍。

唱唱歌也是好的

哼一首歌，或跟 MP3 播放的音乐歌唱，能帮助身体释放免疫力蛋白 A，如果尽量高歌，效果更佳。即使你唱得不好甚至跑调也没关系，免疫系统一样会向你表示感谢。

撒娇提高免疫力

日本心理学家对 5700 名 24 岁以上的女性调查发现，正常女性体内调节体内神经，血管功能的激素有：使神经兴奋、血管收缩的肾上腺素、肾激素等，使神经抑制、血管舒张的乙酰胆碱、血清素等。爱撒娇的女性血液中乙酰胆碱、血清素的含量远远高于不爱撒娇的女子，她们性格温和，待人和气，不易发脾气，也较少发生身心疾病，且免疫力明显高于不爱撒娇的女人。

TIPS

治疗常见病症的果蔬汁配方

1. 失眠

能促进睡眠的食物有很多，如西芹、橙子、莴苣、苹果、小油菜、葡萄柚、蛋黄、牛奶等，晚上睡觉前 1 小时喝上一杯配好的果蔬汁，可以帮助失眠的人早些进入甜甜的梦乡。

葡萄柚薄荷柠檬汁

配料：葡萄柚 1 个，柠檬 1/4 个，薄荷叶 4 片。

做法：葡萄柚去皮去籽；柠檬去籽，均切成 2 厘米见方的小块；薄荷叶洗净；将所有材料一起放入榨汁机中搅拌。

2. 疲劳

酸性体质者最明显的表现就是很容易感到疲劳。感觉疲劳的时候除了加强休息外，可以多吃含 B 族维生素丰富的水果和蔬菜，如草莓、香蕉、桃子、菠萝、红薯、芹菜、小油菜、南瓜等。

毛豆山药香蕉汁

配料：毛豆20个，香蕉0.5根，山药1/3根，豆浆0.5杯。

做法：毛豆煮熟，剥去豆荚；香蕉去皮，切成2厘米长的段；山药去皮，切成2厘米见方的小块，放在醋水里漂一下；将所有材料放进榨汁机，加豆浆搅拌即可。

3. 腹泻

腹泻初期，最好吃一些流食，比如浓米汤、稀藕粉、杏仁露、去油肉汤、淡茶、过滤后的果汁等，以清淡、易消化、温中、理气的食物为主。适量食用一些苹果、白萝卜、番茄、葡萄等，能够缓解症状。

胡萝卜蛋黄菜花汁

配料：胡萝卜1根，熟蛋黄1个，菜花1小朵。

做法：胡萝卜洗净，切成2厘米见方的小块；菜花洗净，掰成小朵；将胡萝卜、菜花榨汁，取汁与熟蛋黄一起放入榨汁机，加0.5杯温开水搅拌。

4. 伤风感冒

感冒多是因为酸性体质导致免疫力下降，若平时摄取足够的维生素A、维生素C就可以有效预防。这两种营养素在果蔬中含量特别多，如苹果、莲藕、橘子、紫苏、生姜、甜椒、白萝卜等。

苹果莲藕汁

配料：苹果0.5个，甜椒0.5个，莲藕50克。

做法：苹果洗净，去籽，切成小块；莲藕洗净去皮，切成2厘米见方的小块；甜椒洗净，去蒂去籽，切成小块；加0.5杯温开水榨汁。

一年一次妇科检查

到医院的妇科做检查时，绝大多数的女人都充满了紧张或迷惑，或多或少有些恐惧心理，也有些人认为自己的身体还很健康，根本没有做检查的必要。其实不然，妇科检查的真正意义在于为自己构筑一道健康"防护栏"。

事实上，妇科检查并没你想象的那么可怕，它不过是很普通的检查，它的作用是对一些妇科疾病做预防以及早期治疗。因为许多妇科病在早期是没有症状的，比如卵巢肿瘤，它的发病率比较高，在起初是没有症状的，直到三期才会感觉肚子胀、难以进食，这时可能已经有腹水了。一些女性因为不重视每年妇检，没有及时将疾病扼杀在萌芽期，结果很多病症已经到了晚期，失去了最佳的治疗时机。可见，女性多一些妇科方面的知识，对自己的个人健康就会多一份爱护。

对一般女性来说，妇科检查十分简便，不外乎以下几方面。

常规检查

常规检查也就是通常所说的妇科内诊。医生通过目测观察和手在腹部轻柔触摸检查。

目测了解内容：外阴有无畸形、红肿，皮肤改变和阴毛分布是否正常。

触摸了解内容：外阴有无肿物，触摸有无疼痛感；子宫的大小和位置，卵巢的大小和形态，小腹有无触痛和压痛等。有的女性是子宫后位，来月经时常常感到腰骶部疼痛，发生子宫脱垂的概率也比较大，这种情况在妇检时医生会给予指导和矫正。

阴道分泌物涂片检查

该项检查是为了确定有无阴道畸形、阴道炎症。医生在阴道口取适量白带，对白带进行显微镜下检查，确定有无阴道滴虫感染和真菌感染，判定阴道清洁度。

阴道分泌涂片的报告单不外乎以下几种情形：

- 该项目正常的检查结果显示为：阴道清洁度Ⅰ级，滴虫和霉菌都未见。

- "Ⅱ级的阴道清洁度"并不表示已经患病，而是不洁分泌物较多，容易引起患病，应该引起警觉，注意阴道清洁；"Ⅲ级的阴道清洁度"就表示有炎症发生。

- "霉菌阳性"表示在显微镜下可见霉菌，可以确诊得了霉菌性阴道炎。这是女性常见的妇科炎症，约60%的女性一生中至少会得一次霉菌性阴道炎。医生会要求爱人与患者一同治疗，注意卫生。

宫颈检查

宫颈检查是最具有诊断意义的检查，目的是为了确定有无宫颈炎症、宫颈糜烂和赘生物等。为了预防宫颈癌的发生，应进行宫颈刮片检查，即医生会用木制刮板从宫颈开口处收集脱落的细胞，然后送实验室观察细胞形态有无异常。如果化验结果标在了"上皮内高度病变"上，表示子宫细胞已发生炎症，医生会建议做进一步检查；宫颈刮片没问题的话，医生会在"未见癌细胞"项上标明正常。这种方法几乎能将90%的宫颈癌病变检查出来。如果宫颈刮片不正常，还应在医生指导下做进一步检查。

宫颈刮片并非任何时候都能检查，在检查前要注意以下事项：

- 检查要安排在非月经期进行。

- 如果你有妇科急性炎症或感染（淋病、滴虫感染、衣原体感染等），要先治疗感染，待炎症消退后再行刮片检查，以免检查结果受到干扰。
- 计划检查前 48 小时内不要冲洗阴道或使用置入阴道的栓剂，也不要有性生活。

通过妇科检查，还能早日发现一些妇科疾病，如卵巢肿瘤、子宫肌瘤、输卵管炎症等。做完妇科检查后要立刻排尿，防止细菌侵袭。不妨在检查前喝一大杯水，这样做完检查后你就会有尿意了。

"冷美人"如何过冬

一到冬季，许多年轻女性都会出现"冬季冷感症"。患冬季冷感症的女性，手指的温度比体温低 3℃～4℃，严重时，平均体温 36℃ 的女性，手脚的温度却只有 24℃。体温是生命力的象征，所以手脚冰冷绝对不是一件好事。

手脚冰冷和心脏血管有很大的关系。血液由心脏发出后，携带氧气到全身各部位，氧经过燃烧后，才能产生热能，手脚才会温暖。一旦心血管系统的功能出现障碍，就会影响血液输送，从而造成手脚冰冷。

中医有"阳虚则寒，阴虚则热"之说，之所以有冷感，是因为血液循环差，阳虚所致。所以，冷感症除了与人体对寒冷刺激的过度反应有关，还与缺乏耐寒锻炼、身体虚弱、营养不良等因素密切相关。

要改善冬天手脚冰冷的状况，必须从日常生活各方面来着手。

攻略 1：勤运动、勤甩手

冬天早上很容易赖床，但如果下定决心要摆脱手脚冰凉的状况，建议你一早起来做做运动，其中健走是最佳选择！用比走路快、比跑步慢的速度，大步往前走，双手顺便甩一甩，走上 30 分钟，全身就会热乎起来。晨起运动可以促进血液循环和新陈代谢，还可以让你整天都充满活力，更不容易发冷哦！

你也可以试着爬楼梯或原地跳跃，做到稍微出汗为止，这有助于强化你的体温调节能力。平时上班，工作 40 分钟后最好站起来走一走、踏踏步，工作中也可以不时地动动手指、脚趾头，皆可帮助血液循环。

攻略 2：多补充维生素 E

维生素 E 可扩张末梢血管，对于促进末梢血液循环很有帮助，但维生素 E 的效果较缓慢，须持续 3 个月才能见效。

攻略 3：多吃含维生素 B_3 的食物

维生素 B_3 对于稳定神经系统和循环系统很有帮助，也可改善神经紧张、紧张性腹泻、皮肤炎等，更可扩张末梢血管，改善手脚冰凉状况。如果大量服用，还会使脸部通红、发烫呢！动物肝脏、蛋、牛奶、糙米、全麦制品、芝麻、香菇、花生、绿豆、咖啡等食物的维生素 B_3 含量都很丰富。

攻略 4：常吃温补食物

如人参茶、姜母鸭、桂圆茶、黑芝麻、甜汤圆等食物，冬天吃不仅让身体温暖，还可以达到补身的功效。中药中有许多药材可改善手脚冰凉的状况，如人参、党参、当归、丹参、北耆、鹿茸、菟丝子、巴戟天、肉苁蓉、仙茅、桂枝、麻黄、干姜、花椒、胡椒、肉豆蔻、草豆蔻等，不论是泡茶、熬煮、入菜，可以多多食用！少量饮用些白酒、红酒也有助于改善手脚冰凉。

攻略 5：不要饿过头

不要偏食、过度减肥，让身体储存适量的脂肪，可帮助维持体温。如果预先知道哪一天因工作忙碌无法按时吃饭，可先准备些饼干、面包，或是人参茶、红茶等适时补充热量。

攻略 6：中药调理

中医有相应的处方治疗手脚冰凉，如十全大补汤、八珍汤、六君子汤、四物汤、理中汤、归耆建中汤、附子理中汤、桂枝汤、葛根汤、麻黄汤、当归四逆汤、肾气丸、右归丸等效果都不错。

攻略 7：泡脚 + 泡澡

泡脚是改善脚部冰冷最有效的方法。在较深的盆中加入 40℃ 左右的热水，让水漫过脚踝。浸泡 20 分钟左右，就会感觉到全身发热，这说明血液循环畅通后身体开始发热。如果在泡脚的同时再揉搓双脚，效果会更好。睡前用热水泡泡脚，也可促进末梢血液循环，帮助入睡。如果你的脚真的冷得不行，热水可能已经无法满足你，建议你找个水桶，里面装热水、米酒和姜，热水和米酒的比例是 1：1，趁着看电视或休息时泡泡，很有效哦！

有时间还可以多泡泡澡。在热水中加入生姜或甘菊、罗勒、肉桂、迷迭香、玫瑰花、丹参、精油等皆可促进血液循环，让身体暖和起来；洗澡时，可用冷水和热水交替冲淋手脚，通过血管一冷一热间的缩放，可以使血液流动更加畅通。

攻略 8：香薰按摩 + 穴道按摩

如果你想把暖身也变成一种舒适的享受，不妨去体验一下类似暖肤疗程的香薰按摩。在沐浴之后，先进行身体的去角质工作，接着用含有海藻草、姜及矿物盐成分，并且具有发热作用的海草裹肤泥和美体醒肤精华，激发身体的代谢与循环，最后再佐以刚柔并济的按摩方式，释放关节与肌肉的压力。

天天按摩，可以缓解手脚冰凉及全身畏冷的症状。

如有全身畏冷的现象，你可按摩大拇指内侧的合谷穴、手腕内侧 3 ~ 5 厘米的内关穴及膝盖下方 6 ~ 8 厘米的足三里。

如要加强脚的保暖，你可按摩位于脚小拇趾生长处外侧的至阴穴和涌泉穴。涌泉穴位于当脚趾全部弯曲时，在脚底所形成的人字形皱纹中央处。

以上按摩次数皆为每天 2 ~ 3 次为宜，每次按压穴道各 40 ~ 50 次。另外，也可将每个脚趾搓揉一下，这样脚就会很暖和了，再搭配上乳液和精油，效果会更棒！

攻略 9：睡前喝杯热牛奶

在冷冷的冬夜中，睡前先喝一杯热腾腾的牛奶，有助于你暖和身子，并且帮助你入眠。但要注意的是，喝的量不要过多，一杯 250 毫升牛奶就可以了，否则半夜频频从暖暖的被窝中起来上厕所，外边的冷空气又会让你手脚发冷，从而影响睡眠。

除了牛奶，生姜红茶水也是不错的暖身汤。生姜内含姜辣素，对心脏及血管有刺激作用，可以加速血液流动，使身体产生温热的感觉，同时能扩张毛孔、促使排汗、带走体内多余的热量。而红茶中的咖啡因具有利尿的功效，其红色色素具有提高体温的作用。放一小块生姜在研磨器里磨成粉末，将红茶和磨碎的生姜放入茶杯中搅拌，根据各人口味加减生姜用量。另外，可以适量加些红糖，红糖不仅能让口感更好，也是一种具有暖身作用的好东西。

TIPS

小测试：你是低温体质吗？

用下列题目自测，如果有 5 个以上都与你的实际情况相符，那么你的身体很可能处于低温状态。

1. 手脚或臀部冰凉。

2. 容易感冒。

3. 最近总是感到疲倦。

4. 生理痛严重，生理期不规律或患有妇科疾病。

5. 一直便秘。

6. 没怎么吃东西却胖了。

7. 容易烦躁，或是容易情绪低落。

8. 经常头疼。

9. 在一天结束后，手脚等部位肿胀。

10. 肌肤或头发没有光泽。

月经期间要对哪些事叫停

月经期间是女性的特殊时期，也是一个需要特别呵护的时期，你要多吃补血食物，喝生姜红糖茶，还要多休息，同时这也是一个有诸多禁忌的时期，稍不留意，一些小动作会为你的健康埋下"地雷"。

捶腰

腰酸腿胀时，人们下意识地通过捶打酸胀的肌肉来缓解不适，同样，不少女性在经期也会习惯性地捶打腰部缓解腰部酸胀。

但这么做却犯了错。妇科专家指出，经期腰部酸胀是盆腔充血引起的，此时捶打腰部会导致盆腔更加充血，反而加剧酸胀感。另外，经期捶腰还不利于子宫内膜剥落后创面的修复愈合，易导致流血增多，经期延长。

体检

经期除了不适宜做妇科检查和尿检外，同样不适宜做血检和心电图等检查项目，因为此时受荷尔蒙分泌的影响，难以得到真实数据。

拔牙

恐怕很少有牙医在拔牙前，会询问你是否在经期，但你自己一定要知道，不能在经期拔牙！否则，拔牙时出血量会增多。因为月经期间，子宫内膜释放出较多的组织激活物质，将血液中的纤维蛋白溶解酶原激活为具有抗凝血作用的纤维蛋白溶解酶，同时体内的血小板数目也减少，因此身体凝血能力降低，止血时间延长。

用沐浴液清洁阴部

经期阴部容易产生异味，若在洗澡时用沐浴液清洁阴部，或用热水反复清洗阴部是不够健康的，反而容易引发阴部感染，导致瘙痒病症。因为平日女性阴道内是略酸性环境，能抑制细菌生长，但月经期间阴道会偏碱性，对细菌的抵抗力降低，易受感染，经期清洗阴部需要选择专业的阴部清洗液。

饮酒

同样是受体内荷尔蒙分泌影响，经期时女性体内的解酒酶减少，因此饮酒易醉。更严重的是，为了制造出分解酶来帮助分解酒精，肝脏负担明显加重，因此在这期间饮酒会对肝脏造成比平日更严重的伤害，引发肝脏机能障碍的可能性增大。

K 歌

处于月经期的女性，声带的毛细血管也充血，管壁变得较为脆弱。此时长时间或高声 K 歌，可能由于声带紧张并高速振动而导致声带毛细血管破裂，声音沙哑，甚至可能对声带造成永久性伤害，如嗓音变低或变粗等。专业医师特别提醒，女性从月经来潮前两天开始就应该注意不要长时间或高声唱歌。

性生活

月经期因子宫腔内膜剥落，表面形成创伤面，如果发生性生活，容易将细菌引入，使其逆行而上进入子宫腔内，引起子宫内的感染。

吃太咸、生冷及油炸的食物

过咸的食物，会使体内的盐分和水分贮留增多，在月经来前，很容易发生头痛、情绪激动和易怒等症状。而且，还不适宜吃生冷的蔬菜水果和饮用冰冷的饮料，否则会降低血液循环的速度，进而影响子宫的收缩和经血的排出，致经血排出不利，易引发痛经。

油炸食品也是经期女性的一大禁忌。因为受体内分泌的黄体酮影响，经期女性皮脂分泌增多，皮肤油腻，同时毛细血管扩张，皮肤变得敏感。此时进食油炸食品，会增加肌肤负担，容易出现粉刺、痤疮、毛囊炎以及黑眼圈。另外，由于经期脂肪和水的代谢减慢，此时吃油炸食品，脂肪还容易在体内囤积。

穿紧身衣裤

臀围小的紧身裤会使局部微血管受到压力，从而影响血液循环，造成阴部充血水肿。

月经期参加体育运动时的注意事项

月经期间，剧烈的运动，如跳高、跳远、赛跑等会诱发或加重月经期间的全身不适，甚至引起痛经和月经失调。一些增加腹压的力量性锻炼，如举重、哑铃等也应尽量避免，否则会引起月经过多或经期延长。另外，由于经期子宫口处于微开状态，细菌易侵入宫腔，增加感染的机会，引起各种妇科炎症，因此月经期间不宜游泳。

但适量的体育运动对女孩的身体是有益无害的，比如体操、乒乓球、太极拳、慢跑、行走等一些活动量小、强度轻、动作温和的体育活动，可以促进血液循环，减轻经期小腹坠胀和腹痛，同时还有助于调整大脑的兴奋和抑制过程，分散注意力，保持精神愉快，减少经期紧张、烦躁等不适感。但对于有严重痛经及生殖器官炎症的女性，经期最好暂停体育运动。

月经期洗澡时的注意事项

月经期，如何洗澡才符合保健要求，这的确是很重要的问题。

在冬季，每周洗澡一次问题不大，可以设法避开月经期，但炎热的地区或季节不经常洗澡常常会令人难以忍受。

实际上，月经期是可以洗澡的，关键是要注意洗澡的科学性。在月经期非常容易发生感染，尽量不要让水进入阴道，尤其不要盆浴，因为盆浴容易使污水及阴道中的细菌经宫颈管上行至宫腔，再加上月经期全身抵抗力下降，生殖道局部的保护性屏障作用遭到破坏，容易导致严重的感染。一般情况下，采用淋浴或擦浴是可行的，这样可以避免感染。

TIPS

用山楂治疗痛经、月经不调

中医认为，山楂具有活血化淤的作用，是痛经、月经不调者的食疗佳品。

做法：取完整带核的鲜山楂1000克，洗净后加入适量水，文火熬煮至山楂烂熟，加入红糖250克，再熬煮10分钟，待其成为稀糊状即可。

服用方法：经前3~5天开始服用，每日早晚各食用山楂泥30毫升，直至经后3天停止服用。此为1个疗程，连服3个疗程即可。

别让"贴身用品"伤了你

女人的身体是柔软的，一些专为女性打造的贴身用品给了她们美丽和便利，但她们或许不知道，这些"贴身伴侣"有时候并不"贴心"，甚至给了女人隐性的身体伤害。

美丽也留"痕"的塑身内衣

被标榜具有"瘦身"、"减肥"效果的塑身内衣越来越受到时尚女性的青睐。这些塑身内衣，有的塑腰，有的收腹，有的修饰腿部线条，最厉害的是一种被称为"全身绑"的连体内衣，厚厚的强力纤维把全身上下紧紧地箍起来，穿上后连呼吸都感到困难。同时，这种塑身内衣紧绷绷地"绑"在身上，会影响体表微循环，导致体表压力过高，既影响了正常的血液循环和汗液排泄，又会引起外阴部潮湿、细菌繁殖，容易造成子宫下垂、外阴炎、阴道炎、卵巢受损等疾病。尤其是少女长期穿塑身内衣，不仅会影响发育，还会诱发乳腺增生或囊肿，甚至影响生育。

所以，在挑选贴身内衣时，以下几点法则要铭记在心。

- 挑选塑身内衣时，不宜选购那些全身型的，最好针对自身肥胖部位选择局部型的，这样能避免塑身内衣对身体其他部位造成伤害。
- 虽然塑身内衣具有一定的减肥瘦身效果，但是每日穿戴时间不宜超过 8 小时。
- 处于青春期的女孩子最好不要穿塑身内衣。

卫生棉条，"小个子"闯大祸

卫生棉条柔软，吸收经血的效果较卫生巾好，女性在衣着上不会受影响，运动时也比较方便，因此广受女性朋友的青睐。卫生棉条是直接置于阴道内吸收经血，但因为塞入阴道而形成密闭空间，若不定时更换，其密闭环境容易使阴道的常态菌迅速滋生，产生感染发炎的现象。另外，因为卫生棉条会压迫阴道壁，有时候会造成阴道壁的溃烂。阴道感染后会出现不同程度的腹痛、私密部位瘙痒、尿频、尿急，以及发热、头痛、肌肉酸痛、腹泻、血压降低等全身症状，而且经血逆流的结果还可能造成子宫内膜异位症等妇科疾病。

所以在使用卫生棉条时，也要讲究方法，注意卫生。

- 使用卫生棉条时一定要注意双手的清洁卫生，要洗净双手，不要触摸进入阴道的那段导管及棉条，以免将细菌带入阴道。
- 已有泌尿道感染、阴道炎症的女性最好不要使用卫生棉条，因为它会加重炎症的感染。
- 月经期间，应每隔 2～3 个小时更换一次卫生棉条，可避免阴道在潮湿高温的环境下受到感染。
- 虽然卫生棉条使用方便、经血吸收效果好，但建议最好还是首选卫生巾，因为卫生巾的透气性能较好。

越洗越"烦"的洁阴液

洁阴液是女性生活中的日常卫生措施之一。健康女性的阴道内虽有一些细菌存在，但通常不引起炎症，因为菌群比较平衡，而且阴道还有自净的功能。然而，不少女性过分讲究清洁，甚至养成洁癖习性，陷入了洁阴的怪圈。怪圈一是经常用洁尔阴、肤阴泰等中药制剂清洗阴部，这些药物虽有清热解毒、消炎的作用，但保存期较短，容易变质发霉，使用后反而有害。另一个怪圈是经常冲洗阴道，这样做会改变阴道的酸性环境，破坏阴道的自净作用，扰乱正常菌群的相互制约，破坏阴道内的生态平衡。

女性使用洁阴液要掌握以下几个原则：

- 洁阴的原则是维护女性生殖道的天然防线，不破坏阴道内的生态平衡，不让外界的病原体进入阴道。
- 不要频繁使用药液洁阴，最好是用干净的淡盐水简单冲洗私密外部即可，不要让水进入阴道深处。
- 洁阴的洗具最好是专用的盆子和毛巾。盆子在使用前要洗净，毛巾使用后要晒干或在通风处晾干，避免滋生细菌。
- 月经期间最好不要洁阴。

鱼水之欢的 11 条军规

和谐性爱是维持婚姻关系的一个重要环节，而且对女人的身心健康均有好处，能让女人变得更年轻、更美丽。在你尽情畅享鱼水之欢时，还要避免触犯和谐性爱的禁忌，以免伤及健康，影响夫妻感情。

- **不要带病过性生活**。如果你或他正患有某些严重器质性疾病，医生已嘱咐不能过性生活时，切不可勉强过性生活；身患结核病又具传染性时，也应避免性交；尤其是患有某种性病，更不可过性生活。带病过性生活，不仅自己受害，还会传给爱人。
- **不要疲劳性交**。性生活需要消耗一定的体力和精力，精神或身体疲惫时过性生活往往达不到高潮，收不到双方满意的效果。特别是劳累后立即过性生活，会损害健康。
- **不要心情不快勉强行事**。有的夫妻在一方情绪不佳时勉强过性生活，不仅得不到性生活的和谐，还会使情绪不佳的一方产生反感。如反复发生，会导致女方性冷淡或男方阳痿。

- **不要酒后性交**。一些人习惯于酒后房事，有人甚至误认为酒后过性生活会提高质量。其实，酒后尤其是大量饮用烈性酒后，会导致男方阴茎勃起不坚或是早泄，妨碍性生活和谐；而且酒后受孕会危及胎儿。

- **不要不讲卫生**。在污垢、杂乱不堪的环境里过性生活，会影响男女双方精神状态，影响性生活的质量。如果性器官不卫生，还会给对方的健康构成威胁，将细菌等病原体带入对方体内，损害对方的健康。相反，整洁、赏心悦目的环境及性交前清洗下身，不仅有益于双方的健康，还有助于性生活和谐、美满。

- **不要准备不充分，匆忙而就**。有的人不懂得女性生理的特殊性，不做好准备工作就急于性交，或因时间仓促，匆匆而就，草率收兵。这些做法非但不能使女方达到性高潮，反而伤及女性心理，让女性对性生活感到痛苦与厌恶，极易产生性冷淡。

- **不要在饱食或饥饿时性交**。因为吃得过饱会使胃肠道充盈并充血，大脑及全身其他器官的血液相对供应不足，故不宜在刚刚吃完饭后就过性生活。相反，饥肠辘辘时，人的体力下降，精力不充沛，此时过性生活，往往也不易达到满意的效果。

- **不要精神过度紧张或羞怯**。不少女性由于精神极度紧张或过于羞怯，易引起男方的早泄，或女方性交时感觉疼痛，影响性快感。其实女性大可不必为此羞怯，应保持愉快轻松的心情，从容大方，积极主动地与爱人密切配合，才会使性生活过得和谐、尽意、美满。

- **不要浴后房事**。浴后立即过性生活，会使血液循环平稳失调，影响身体健康。

- **不要产后房事**。如果在产后过早地进行性生活，很容易造成子宫复旧不良和子宫出血。

- **不要在黎明前过性生活**。黎明前即中医说的五更色，此时因为双方都得不到充分的休息，会使机体的平衡失调，降低人体抵抗力，也会因过度疲劳而影响工作和学习效率。

TIPS

小心私密生活中的红色信号

和谐美妙的亲密生活，可以带来温馨和欢愉，然而，夫妻中一方或双方患有某些潜在的疾病，会在房事中或过后以"红色警报"的方式显露出来。留心观察，及早应对，是保护身体、保护爱的重要措施。

1. 血尿可能是尿道结石。尿道结石的主要症状是腹痛、尿频、尿急、排尿异常，亲密后出现尿血的情况并不多见。然而在性生活过程中，可能会由于膀胱后壁受到冲击，加剧结石机械性摩擦而出血。

2. 血精可能是精囊炎。精囊与前列腺、泌尿道、直肠等器官相邻的部位有炎症时，细菌很容易蔓延到精囊引起发炎，精囊就会肿胀、充血和出血，故造成血精。精囊炎的发病年龄在20~40岁，性生活过频和包皮过长的男性最易罹患。

3. 阴道出血可能是子宫癌。子宫癌的早期症状除了阴道分泌物增多、白带异常外，还有一个较为特别的"警报"——阴道出血，多在亲密过程中或之后出血。这种流血极不规则，一般先少后多，时多时少，也有个别患者突然出现大量流血，常是小动脉破裂所致。

睡前一小时，决定睡眠深浅

睡眠是人类最能体现自由的方式。生活繁忙劳碌，进入深睡眠的时候，人们就会摘下所有的面具，进入到疲惫身心的修复活动中去，舒适得犹如婴儿依偎在母亲怀中，享受平静的黑暗带给每一场梦的幸福……

可是，随着生活压力的增大，人们的深睡眠不知道被谁偷走了，睡眠时间短、睡眠质量差成为很多现代女性生活中一种非正常的自然现象，既影响着女性的身体健康，也影响着女性的容颜，使皮肤细胞迅速衰老。

其实，睡不着就是放不下。佛家有一句话叫做："求，不得，苦。"欲望太多，于是牵挂太多，所以难以安睡。如果长期都能进入深睡眠，只能让自己体力透支，那时，无论在现实中有多少雄心壮志，都将因为欠了健康一份债，换来一声叹息。所以，每一夜，都应该提醒自己：揣着好梦睡觉，梦想才会走得更远。

尤其是深睡眠，更要得到绝对保证，它是人睡得最香最熟的阶段。深睡眠时大脑皮层细胞处于充分休息状态，各种生命活动降低到最低程度，脑垂体生长激素的分泌和释放达到高峰，是促进儿童生长发育、恢复人体精力、消除疲劳、提高机体免疫功能等机体修复的重要保障。

对于成年人来说，如果能在晚上 10:00 ～ 10:30 睡觉，40 分钟左右进入深睡眠是最理想的，此时很难被叫醒。深睡眠时间充足，能保证两个小时左右，第二天起来一定精神焕发、精力充沛、身体健康。而且在深睡眠过程中，生长激素分泌增多，使皮肤毛细血管

日
常
养
护
：
将
决
定
权
握
在
自
己
手
中

第
五
章

161

循环增强，其分泌和消除过程加快，加速皮肤再生，使皮肤变得滋润富有弹性，所以深睡眠还有益于皮肤美容，自古以来，美人都是睡出来的。

睡眠质量愈好，深睡眠时间愈长，相对寿命也会延长，这是不变的规律。如果能够调试好自己的疲劳身心，给自己一个放松的机会，对自己温柔一些，那么你就能够得到一切；如果耿耿于怀，不肯放下，那么你反而会失去一切。所以，要从身心方面来调整自己，一定要让自己每晚都能进入深睡眠。

想要获得深睡眠，睡前一小时很重要。问问自己睡前一小时都在干吗？俯卧撑若干、发呆、数绵羊、看电视、藏好钱包、想会儿心事，还是修眉毛、做面膜……来自国家睡眠研究中心的一份报告结果显示：在入睡前的半小时到一小时内，你做的事情对你的睡眠质量非常有影响，54%的失眠人士，都缺乏一个良好的睡前习惯。

"睡一场好觉"的意义不仅在于找回失落的精力，更是挽救健康和美丽的大计，可是睡眠却比你更敏感，一点点"风吹草动"就会让它"忐忑"，让你"难眠"。所以，养成睡前好习惯，显得尤为重要。睡前，你更应该做一些使自己放松下来的事情。

- 如果你习惯通过阅读来帮助入睡，那要挑选好的枕边读物——是那些轻松的，而不是刺激惊险的书籍。

- 如果你睡前不咀嚼一点食物，就睡不着觉，那么就尽量选择低脂肪食物，例如稍加些果酱的面包或者牛奶麦片粥。如果想喝一些东西的话，菊花茶和蜂蜜都是天然的镇静剂。

- 如果你习惯睡前才洗澡，那么可以尝试改变一下方式，泡在滴过松香油的浴缸里看会儿书或听听音乐，梦已经开始了，你怎么会失眠？

- 如果你睡前总爱思考问题，不妨让自己在纸上草草列出那些令你感到烦忧的事，这样你会发现问题更明朗化，心情更轻松。

- 你还可以睡前平心静气地散步 10 ～ 20 分钟，这会使血液循环到体表，入睡后皮肤能得到"活生生"的保养。躺下后不看书报，不考虑问题，使大脑的活动减少，较快地进入睡眠。或者搓脚，医学认为，脚上的 60 多个穴位与五脏六腑有着十分密切的联系。若能养成每天睡前用热水泡脚，并按摩脚心和脚趾的习惯，可起到促进气血运行、舒经活络、恢复阴阳平衡的作用，容易帮助你入眠。或者利用睡前的时间聆听音乐，使自己沉浸于音乐所营造的宁静、柔美意境中，让精神及肌肤都得到音乐的抚慰，会增加肌肤对保养品的吸收能力。

- 晚上上床以后，多想些开心的事，切莫躺在床上重温今天的失误，也不要计划明天的活动，因为这样做你会变得更加焦虑和兴奋，不利于睡眠。

······························· TIPS ·······························

选择适合自己的睡姿

1. 仰卧

仰卧是医生推荐的最佳大众睡姿。仰卧的优点是不压迫身体脏腑器官，但是仰卧时，会不自觉地把手放在胸前，使人产生胸闷、憋得慌的感觉，容易做噩梦，所以不适合打鼾和有呼吸道疾病的人。

2. 俯卧

俯卧有助于口腔异物的排出，对腰椎有毛病的人有好处。但

日常养护：将决定权握在自己手中　第五章

163

俯卧时，全身大部分重量压在肋骨和腹部，影响呼吸，加重心脏负荷，易造成颈肌受损。患有心脏病、高血压、脑血栓的人不宜选择俯卧。

3. 左侧卧

左侧卧有利于身体放松，消除疲劳，但由于心脏位于胸腔内左右两肺之间而偏左，胃通向十二指肠、小肠通向大肠的出口都在左侧，所以左侧卧不仅挤压心脏，而且压迫肠胃。患有肝病、胆结石、胃病的人不宜左侧卧。

4. 右侧卧

右侧卧能让全身放松，呼吸匀和，心跳减慢，大脑、心、肺、肠胃、肌肉、骨骼都能得到充分的休息和氧气供给，但是右侧卧影响左侧肺部运动，不适合肺气肿的人。

全方位保护，摆脱"电脑病"

当电脑走入千家万户，人们享受着电脑和网络带来的无限便捷时，却常常会在不知不觉中付出了健康的代价。手指灼痛、手脚麻木、表情僵硬、皮肤和视力每况愈下……种种"电脑病"接踵而来。"电脑病"在早期防治效果最好，一旦到了晚期，大多都需要手术治疗。预总是大于治，如果能尽早改掉生活中的一些不良习惯，重视科学地保养和护理身体，就可以有效预防和缓解这些病症。

鼠标手

长期使用电脑的人手持鼠标时，总是反复机械地集中活动一两个手指，会逐渐感觉到手部麻木、灼痛、腕关节肿胀，手部动作不灵活甚至无力等，而进行这种单调轻微的活动，还会拉伤手腕的韧带，导致周围神经损伤或受压迫。这就是俗称的"鼠标手"。

要防止"鼠标手"症状的出现，在工作生活中要注意以下几点。

- 每次使用电脑时，也需要和运动前热身一样，先让手指做做活动。先用力握拳，持续10秒后放开，然后活动肢体和全身，使上肢和手活动开来，增加血液循环供应。这样，即使局部再反复运动，受损伤的机会也会减少。
- 鼠标键盘的高度与肘相齐，显示器高度不能太低，买个鼠标腕垫，没事多活动一下。
- 还有你的桌椅尺寸很重要，最好整个手至手肘都放在桌上，这样肩膀才不会因负担太大而疼痛。如果你只是手腕接触桌面而手肘悬空的话，就很容易造成手、肩痛，很多人右肩椎的毛病比较严重，鼠标手就是罪魁祸首。
- 健康的手腕每工作一小时，就要休息5~10分钟；如果手部已经产生疼痛，每工作半小时就要休息一下。
- 在休息时要做一些伸展操，最简单的就是让双手自然下垂，甩甩手。
- 在使用鼠标的过程中，也要保持正确的姿势。手臂不要悬空，移动鼠标时不要用腕力而尽量靠臂力做，不要过于用力敲打键盘及鼠标的按键。
- 另外，鼠标最好选用弧度大、接触面宽的，这样有助于力的分解。你还可以选择用数位板代替鼠标，会感觉轻松很多。

键盘腕

长期从事电脑打字工作敲击键盘的人，每隔一段时间，最好对自己的手掌、手指和手腕做做自我检测，将两手搁在桌子上，前臂与桌面垂直，两手腕自然屈掌下垂大约一分钟，如果发现食指和中指出现麻木现象，很有可能患上了俗称的"键盘腕"。

常见的手腕伤害有三种：腕沟症候群、软组织伤害、关节伤害。

- 最常见的就是腕沟症候群。如果鼠标大，或者你的姿势不正确，使得正中神经受压迫，就会出现腕沟症候群。它会造成你的拇指、食指、中指麻木无力，动作不灵活，严重的话甚至会让你晚上睡觉时痛醒。
- 常见的就是软组织伤害，包括滑囊炎、肌腱炎、腱鞘炎和韧带损伤，症状是疼痛、酸痛。该病症的特点是，一休息就会比较舒服，只要稍微动一下又会感觉疼痛。
- 最严重的是关节的伤害，它会合并出现关节僵硬，如果长期没有动，突然要动的话就会觉得关节很紧；碰到冷空气、吹冷气或是气候改变，就会觉得手酸酸的；手指关节的滑动不是很顺，动起来就会有噼啪噼啪的响声。

如果经过自我检测，你发现自己有键盘腕的症状，就要多加注意，严重的要及时就医。即使还没有出现这种症状，只要是长期操作电脑者，都应及时做好预防措施，打字时要尽量将腕部垫起，避免悬腕操作。工作 1 个小时左右应做短暂的休息，同时活动一下腕部。而且还要注意手腕的姿势，最佳的姿势就是能让你的手腕处在最省力的姿势，也可以说是休息的姿势。一般人以为当我们的手腕和手掌呈一直线，也就是 0 度的时候，手感觉最舒服。其实这时候手还是有点用力的，里面的肌肉、韧带和肌腱还处在不完全放松的状态。依照医学的观点，最轻松的姿势是手向上微曲，与手腕呈 20 度角，而手掌向身体外侧微弯，与手腕呈 10 度角时。

颈肩腰背痛

人们长期坐在电脑椅上面对着电脑，常常会因为过于聚精会神而处于不健康的姿势，久而久之，颈部、肩部、腰背部会发生疼痛，造成或多或少的损伤。要预防这些疼痛和损伤，首先是坐姿要正确，选择可调节高度的坐椅，背部有完全的支撑，膝盖约弯曲90度，坐姿舒适。当腰背部位感到疼痛时，也可以用靠垫来缓解。但靠垫一定要放在腰部，放到背部是无效的。靠垫的厚度也要合适。不能太薄太软，这样起不到托起腰部的作用，但也不要太厚太硬。

另外，如果是长时间操作电脑，每隔45分钟就应该起来做一下伸展运动，这样对颈椎和腰椎都有益处；在工作期间，别始终一个姿势，应该隔一会儿就变换一个姿势，不断地调整姿势能缓解腰部的劳累，当你觉得腰背部不胜负荷时，一定不要坚持工作，而应该保持休息。片刻的休息能够有效减轻腰肌的劳损。

皮肤病

电脑与人体手部有着充分的接触，再加上电脑具有大量的静电荷，容易积聚灰尘，如果操作电脑时间过长，很容易患上皮肤病。若不注意经常清洗，脸上可能会出现斑疹，严重时可导致皮肤色素沉着。

所以，使用电脑前一定要给皮肤涂上适宜的隔离霜。隔离霜的作用不在于防止辐射，而在于减少灰尘对皮肤的伤害。用完电脑之后，一定要及时洗脸和洗手，让裸露的皮肤部位得到充分的休息。

视力受损

眼睛疲劳的最大原因在于过度使用电脑。持续的电脑操作加剧了眼睛的疲劳。在操作电脑时，视线不断在显示器的画面、键盘、资料等三点之间移动，调节晶状体的睫状韧带会感到劳累。另外，当你聚精会神地操作电脑时，眨眼的次数会有所下降，增加了眼睛的干燥程度，也易导致眼睛的疲劳。

如果过度使用眼睛，会引起视力下降，不适的症状会越来越严重，所以，眼睛疲劳是眼睛的求救信号，一旦感到眼睛酸痛，就应立即停止使用电脑，去窗外看看绿树，或是闭目养眼，或是用热毛巾敷一下眼睛，让眼睛得到休息。

在平时操作电脑时，首先要选择高扫描频率的显示器，然后调整好显示器的亮度和对比度，并调节好摆放显示器的桌面、键盘、资料等的高度和位置，减轻眼睛的负担。电脑屏幕的中心位置应与操作者胸部在同一水平线上，眼睛与屏幕的距离应在 40 ～ 50 厘米，身体不要与桌子靠得太近，肘部保持自然弯曲。如果室内有空调，注意空调温度不要太低，出风口避免吹向头部。

此外，还应该常眨眼睛，以便润滑双眼；连续使用电脑 1 小时，就必须休息双眼。必要时，还可以使用正规的眼药水，消除眼睛疲劳。另外，使用电脑时喝一杯菊花茶，不仅能防止辐射，还能清心明目。

屏幕脸

长期与电脑打交道的人，还要注意自己是否得了一张"屏幕脸"。因为长时间只与电脑交流，缺少了正常的社交活动，久而久之面部表情会不丰富甚至毫无表情。像程序员、IT 技术人员比较容易有屏幕脸。

许多人并不重视这种情况，觉得无关紧要，但时间长了，人际关系也会受到影响，甚至产生心理障碍。要防止屏幕脸的出现，应该调整显示器的桌面，室内光线要适宜，并避免光线直射在屏幕而产生炫光等干扰光线。每注视屏幕 1 小时，就应闭眼休息或是远眺数分钟，做眼球转动。

电脑一族们必须时刻记住，小小的"电脑病"，也可能会导致未来重大的疾病危机，这些症状时间越久越不利于治疗恢复。对这些电脑职业病，人们必须引起足够的重视。

TIPS

解决鼠标手的两个私家小偏方

1. 将左手手掌穿过右腋下，用食指探索手部与背部的骨骼交会处（大约是背部靠近腋下的第一节骨头下方），有一个点，用力按下去的时候，会产生一种触电般的酥麻，那种酥麻的感觉会牵动肩膀，越是用力按，效果越好，整条紧绷的筋会瞬间舒展，只要忍住一下子的痛，反复按几次，大约两天的工夫就可以见效。（沐浴过后按压的效果更好）。

2. 在洗手的时候，记得连同手腕一起洗。把手腕以下都置于水龙头之下，让水自然流过，并且左手轻握住右手腕在水中做来回的揉搓动作（然后是右手，不分先后），目的很简单：活血，活筋。

千万别成为香车病美人

现在许多家庭都过上了以车代步的生活，但是，在享受爱车给予的便捷和驰骋的快感时，也许你的健康正在受到威胁。有些没缘由的病痛常常是因为不正确的驾车姿势和驾车习惯而引发的。所以，每位车主在驾车的过程中都要重视健康问题，学会预防疾病，千万别做香车病美人。

颠簸产生疾病

长期高速行驶在普通公路上，会产生剧烈的颠簸和震动，这种震动如持久地作用于人体，会使脑血管产生痉挛，从而引起头疼、目眩、恶心、呕吐、耳鸣等症状。

诱发冠心病

车辆行驶的速度越快，精神就越紧张，大脑皮层高度兴奋，肾上腺素类物质分泌增多，促使心跳加快。如车辆速度超过 80 千米 / 小时，心率会增至 100 ~ 110 次 / 分钟；车辆行驶速度在 120 千米 / 小时以上时，心率会超过 110 次 / 分钟。若长时间高速行车，势必影响心血管功能，还容易诱发冠心病。

噪音性耳聋

机动车发动机运转、汽车喇叭、所载物体的振动等，可产生不同强度的噪音。司机长期在噪音的"轰击"下易产生损伤导致噪音性耳聋。早期多在开车之后出现听力下降，如不开车，听力又会逐渐恢复。但长期开车，反复接触强噪音，就会造成听力明显损害，不能完全恢复，从而导致双侧不可逆性耳聋。建议车主应在不妨碍驾驶且安全的情况下，关闭车窗，或在车上播放舒缓的音乐。

视力疲劳综合症

司机在开车时，眼睛时刻都要注视路面的情况。倘若汽车的挡风玻璃质量粗糙，或高低不平，厚薄不一，便会直接影响司机的视力，导致视力疲劳综合症，即在开车过程中出现头晕、视物模糊、两眼胀痛等症状。建议车主可以在车停后多眺望一下远处或绿色植物，缓解眼部疲劳。

脂肪肝

脂肪肝是现代人的通病，它的成因是吃饭时间不规律，暴饮暴食。而有了车子以后，生活节奏更快更灵活，许多人吃饭时间不正常，夜宵却是省不了。油腻食物下肚，又缺少运动，脂肪肝已形成，自己却不一定知道。建议开车的时候最好带上小点心，实在饿了，就先拿它垫垫肚子，这样既不会饿坏，也使自己在吃饭的时候不暴饮暴食。

颈椎病

司机在开车时长时间保持一个姿势，而且眼睛盯牢前方、脖子挺直，容易导致颈部肌肉痉挛，发生颈椎微错位，压迫、刺激神经，出现头部、肩部、上肢等处疼痛、发胀。开车时间越长，得颈椎病的概率就越高。所以建议开车时要保持体位正确，多运动，没事的时候多活动活动脖子。一般连续开车一个小时，需要有意识地活动下脖子。车辆等红灯时，头部向左、向右旋转各十余次，可预防颈椎病。

为了你的健康，这些问题在开车时一定要多加注意了！车主平时就应多做些放松练习，如深呼吸、握拳再打开手掌等。如果长途行车，中间应尽量停下来听听轻音乐、喝点水，而回到家可以做做操、洗个澡、看看电视，有意识地多调节身体各项机能。同时提醒车主，车上的座椅和靠背要尽量柔软舒适，富有弹性，以缓冲震动对人体的影响，让你更健康。

TIPS

女车主的着装手册

1. 鞋的选择：宜穿薄底、柔软的休闲鞋或平底鞋。

2. 胸部挂饰：开车时不宜戴胸部挂饰，避免急刹车时，人的身体在惯性作用下猛地往前冲，安全带对人体会产生巨大拉力，如果胸口有挂件，便会造成胸骨骨折等严重伤害。

3. 你可以穿着讲究的服装开车，但安全带不可不系，怕弄皱衣服不系安全带是很危险的做法。

4. 不要穿太短的短裙驾车，那样在抬腿踩制动时显得不雅观。

小心"家电病"缠上你

现代女性一直享受着高科技带来的"Happy Summer"，享受着家电给生活带来的便捷。正如硬币有两面，这些让你舒服的家电若使用不当，则会成为侵袭你健康的杀手。为调整你的生活，让自己活得更"绿色"，在使用家电时应正视这些问题。

"电视眼"逼近你我他

电视早已成为人们娱乐休闲中不可缺少的一部分，适当看电视，无论从娱乐、获取新知识还是消除寂寞方面都有积极的意义。然而，物极必反，凡事过度总会给人带来麻烦。已有公论的是，过多地沉溺于电视会使人肥胖，增加罹患结石症、高血压、糖尿病的概率。近来还发现，人若长时间在电视机前盯着屏幕看而致用眼过度，则易出现"电视眼"。

"电视眼"的主要症状表现为，视力明显下降、视物模糊不清、眼睛疲劳干涩，还会有头昏、头痛的感觉。严重时还会发生恶心、呕吐，甚至暂时失明。患"电视眼"的人大多是中、小学生，达90%以上，但也有部分患者是20多岁的年轻人。

预防"电视眼"的方法很简单，那就是不可沉溺于电视，不可死盯着电视屏幕，每隔15～20分钟，应将眼睛移开屏幕看一下远处，并常眨眨眼睛。每隔1小时应起来走动1分钟。

为了防治"电视眼"，强化视力，避免出现视力模糊、眼睛胀痛、眼睛干涩等不适的症状，可采用以下简便的方法。

- 闭眼放松，坐在距25瓦的台灯约15厘米的地方，轻轻地左右摇头，让眼睛被照射在温暖的灯光中。
- 取端坐姿势，以腰部为中心，使上半身左右摇摆。
- 快速地闭眼与睁眼，同时缓慢地进行深呼吸。应注意在呼气时快速地睁眼与闭眼，并缓慢地把气呼尽。
- 闭上双眼，拇指按压太阳穴，用食指指腹平稳轻柔地从鼻侧经太阳穴按摩眼眶的上下缘。
- 先用温热的毛巾捂在闭着的眼睛上30秒钟，然后取一条在冰箱冷冻室放过一会儿的冷毛巾捂在双眼上30秒钟，如此重复3～5次。应注意的是，上述各步骤所用的时间应因人、因症状轻重不同而异，一般数分钟即可，原则是使眼部和自己感觉舒适而不难受。

"空调病"让女性月经不调

"空调病"是现代都市病之一，面部神经麻痹、脑血管疾病等很多都是空调惹的祸。炎炎酷暑，不少写字楼把空调的温度调得很低。一个夏天过完，有些女性会发现自己的月经量越来越稀少，而且很不准时，还常感到手足麻木、头痛脑涨。这是因为女性躯体在寒冷刺激下卵巢功能受到影响，使排卵发生障碍导致月经失调。还有些女人的"宝马良驹"装备了性能极优的空调，夏天时尤其要注意不要把温度调得过低。除了影响月经，夏季温度调得过低，还容易发生小腿抽筋。

冬天空调温度开得过高，也易得"空调病"。由于室内空气不流通，使得房间里有毒有害气体不能及时排出，进入人体后必然会出现浑身酸软无力、头晕、难受、打不起精神的感觉。如果空调的过滤网长时间没清洗，送风口会滋生病菌，导致呼吸道感染或螨虫寄生，使人身上出现疙瘩、发痒等类似过敏的症状。

空调综合症防治策略有：

- 注意室内通风，每天开窗透气30分钟以上，有条件的可安置空气净化装置。
- 室内温度不宜与自然界温度差异过大，一般相差5～15℃为宜，保持健康室温27℃。否则就会引起头疼、头晕、腰酸、关节疼，甚至引起血液堵塞。
- 长时间在空调环境下工作的女性必须适当增添穿脱方便的衣服，同时在膝部覆盖一条毛巾。
- 出汗后进入空调房，应先脱掉湿衣，并擦干汗水。
- 即便天气很热，也不要整天开着空调，更不能直接吹冷气。
- 熟龄女性一定要注意身体保暖，尤其是膝盖、小腹、腰部等。

- 长时间伏案工作的女性应每隔一小时做做柔软运动，如转转头，活动一下肩关节。
- 适当多喝白开水，也可用金银花、菊花、生地等煮水，当茶饮用，有清热解毒之效。
- 定期清洗汽车的空调蒸发器及通风管路，及时排除污染源。

微波炉减退记忆力

微波炉已进入越来越多的百姓家中，给人们快节奏生活带来了很大的方便。微波炉虽然快捷，但它的危害性却很少有人知道。早在1961年，美国科学家戈登就发现，微波炉的微波在人身体上沿神经纤维造成乙酰胆碱（一种激素物质）的积累，即使微波炉的微波发射极其微弱，也会引起许多疾病。这个发现在不久之后，又得到了法国居里基金会研究人员达尔达隆的证实。

微波炉的电磁外溢能造成永远不能愈合的烧伤，微波炉能把半径3～5米的磁场结构破坏，在微波炉附近，由人体细胞振荡所产生的磁场会被扰乱。长时间呆在微波炉旁会引起心跳变慢。一天工作完了就会感到全身疼痛，睡眠被扰乱，记忆力也会发生减退。

此外，微波炉对食物的破坏十分可怕，"煮"过的或仅仅回了一回锅的、解冻过的食物，就不再有任何活性维生素了，只剩下一些热量在胃里"滥竽充数"。因此，人们不能图方便就经常使用微波炉。另外，使用微波炉的人，应该多食用一些含维生素的食物（生菜、粗粮等）来维持人体所需的能量。

电器化家庭易患不育

环境污染会使女性生育能力严重降低，如苯、丁醇化合物、氯烷等均可使雌激素分泌减少，从而影响生育。

人们日常生活中司空见惯的手机、空调、电脑、电冰箱、彩色电视机、激光照排设备、电热毯等，在使用和操作过程中都会释放出不同波长和频率的电磁波，还会使男性睾丸内的生精细胞发生严重异常，导致不育。怀了孕的女性若冬天睡电热毯，还容易使胎儿畸形。

TIPS

带显示器的电器要经常擦

电视、电脑等带显示器的电器特别容易吸附灰尘，如果不及时擦拭，电磁辐射就会滞留在灰尘中，并随着灰尘在室内空气里弥漫，很容易被人体的皮肤吸附，甚至随着呼吸道进入体内，导致人体细胞功能和状态异常，扰乱人体正常生理活动，日积月累还会造成神经衰弱及神经功能紊乱。

很多人为了图省事，用湿布一擦就算了，表面看起来是干净了，但有些手指印、污渍及缝隙里的尘垢仍然残留在上面。正确的除尘方法应该是，先将电源插头拔下，以保证安全；擦拭显示器的荧光屏时，要用专用的清洁剂和干净柔软的布，或是用棉球蘸取磁头清洗液擦拭。最后，一定要用干布再擦一遍，不要让电器长时间停留在潮湿状态中。

办公室"拈花惹草"，多多益善

刚装修的办公室，甲醛、苯、甲苯、二甲苯等有害气体含量通常严重超标，其中甲醛、苯的检测含量较高，最高超标近10倍。可以说，许多办公家具都在不断地释放甲醛，而且，其释放期可长达3~15年！另外，现代化的办公设施，如电脑、复印机等，在带给白领办公便利的同时，也越来越多地威胁着白领的健康。在办公室里盆栽一些绿色植物，不但能净化空气，调节室内温度与湿度，还可以大量吸收空气中的有害气体。

办公一族在挑选花草时要把握以下原则：

- 根据室内环境污染程度选择植物。一般办公室环境污染在轻度和中度污染、污染值超过国家标准3倍以下的环境，采用植物净化可起到比较好的效果。
- 根据办公室的不同功能选择和摆放植物。办公室装修材料不同，污染物质也不同，要选择不同净化功能的植物。
- 根据办公室面积的大小选择和摆放植物。植物净化室内环境与植物叶面面积有直接关系，所以，植株的高低、冠径的大小、绿量大小都会影响净化效果。一般10平米左右的办公室，放两盆1.5米高的植物比较合适。

通常说来，适合办公室养的"绿衣卫士"有如下几种。

千年木

只要对它稍加关心，它就能长时间存活，并带来优质的空气。在抑制有害物质方面，其他植物很难与千年木相提并论。千年木叶片与根部能吸收二甲苯、甲苯、三氯乙烯、苯和甲醛，并将其分解为无毒物质。

光照条件：中性植物，适合种植在半阴处。

所需养护：保持盆土湿润，经常施肥。

可以去除：甲苯、二甲苯、苯、三氯乙烯、甲醛。

常春藤

常春藤能有效抵制尼古丁中的致癌物质。通过叶片上的微小气孔，常春藤能吸收有害物质，并将之转化为无害的糖分与氨基酸。

光照条件：中性植物，适合种植在半阴处。

所需养护：保持盆土湿润，有规律地施肥。

可以去除：甲醛、尼古丁。

白掌

白掌是抑制人体呼出的废气、氨气和丙酮的"专家"。同时它也可以过滤空气中的苯、三氯乙烯和甲醛。它的高蒸发速度可以防止鼻黏膜干燥，使患病的可能性大大降低。

光照条件：喜阴植物，适合温暖阴湿的环境。

所需养护：保持盆土湿润并有规律地施肥，叶子需要经常喷水。

可以去除：氨气、丙酮、苯、三氯乙烯、甲醛。

吊兰

吊兰细长、优美的枝叶可有效吸收窗帘等物释放出的甲醛，并充分净化空气。

光照条件：中性植物。

所需养护：保持盆土湿润。

可以去除：甲醛。

散尾葵

散尾葵每天可以蒸发一升水，是最好的天然"增湿器"。此外，它的叶子对二甲苯和甲醛有十分有效的净化作用。经常给散尾葵喷水不仅可以使其保持葱绿，还能清洁叶面的气孔。

光照条件：喜阳植物，需充足的阳光。

所需养护：保持盆土湿润，经常施肥。

可以去除：二甲苯、甲苯、甲醛。

波士顿蕨

波士顿蕨每小时能吸收大约 20 微克的甲醛，因此被认为是最有效的生物"净化器"。身边有喜好吸烟的人，应该至少放一盆蕨类植物。

光照条件：中性植物，喜半阴环境。

所需养护：保持盆土湿润，需经常喷水。

可以去除：二甲苯、甲苯、甲醛。

鸭掌木

鸭掌木可以从烟雾弥漫的空气中吸收尼古丁和其他有害物质，并通过光合作用将之转换为无害的植物自有物质。

鸭掌木对生长环境要求不高，非常适合没有经验的种植者。如果修剪掉芽附近的嫩枝，它可以长到 3 米高，并且非常漂亮和浓密。体积较大的鸭掌木需要用竹竿来加固。

光照条件：中性植物。

所需养护：适量浇水，不喜欢太潮湿的土壤。

可以去除：尼古丁。

垂叶榕

垂叶榕可以提高空气湿度，有益于人们的皮肤和呼吸。同时它还可以吸收甲醛、二甲苯及氨气，并净化浑浊的空气。

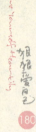

光照条件：中性植物，适合种植在半阴处。

所需养护：充足的水分，保持盆土湿润。

可以去除：甲醛、甲苯、二甲苯、氨气。

绿萝

在洗手间的墙角摆放或者悬挂一盆绿萝之类的藤蔓植物，可以有效吸收空气内的化学物质，化解装修后残留的气味。

护理常识：不能接受强烈直射的阳光，适合于室内的温和光线。需每天浇水以保持土壤潮湿，但不可积水滋生蚊虫。每一两个月施肥一次可使叶色更加光泽亮丽，但应避免肥料直接接触到叶面。

仙人掌

电脑、复印机以及各种现代办公电器的辐射向来是办公室空气的一大污染源，放一盆仙人掌类植物在这些电器附近，可以吸收大量的辐射污染。

护理常识：约5～10日浇水一次，浇水时不要直接淋在果肉上。1～2月施肥一次。

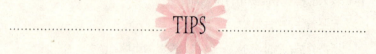

TIPS

居家花草养护小秘诀

1.应根据房间的不同功能、面积的大小选择和摆放植物：卧室不适合摆放过多植物，不利于夜间睡眠；卫生间可放绿萝、富贵竹等耐阴耐湿植物；书房适宜红掌、兰花等高雅植物；客厅则宜放散尾葵、发财树等高大植物；厨房里最适合仙人掌等耐油烟的小型植物。

　　2. 香味过于浓烈的夜来香、郁金香、五色梅等花卉不适合居室摆放；月季、丁香、五色梅、洋绣球、天竺葵、紫荆花等，人碰触后往往会引起皮肤过敏，也应避免；观赏性花草有的具有毒性，如含羞草、一品红、夹竹桃、黄杜鹃和状元红等是绝对排斥带入室内的；仙人掌类的植物有尖刺，有儿童的家庭或者儿童房间尽量不要摆放，以免伤害儿童。

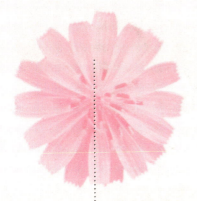

Love Yourself
Heartily

第六章
善待自己：常见疾病的防与护

城市越来越现代，生活方式越来越多样，女人的压力也越来越大了，妇科疾病的发病率更是迅速提高。乳腺癌、肾虚、宫颈疾病、阴道炎……你对这些女性疾病真正了解吗？还是任由恐惧和惶惑所控制呢？懂得女性疾病的防护，就是对自己最好的善待。

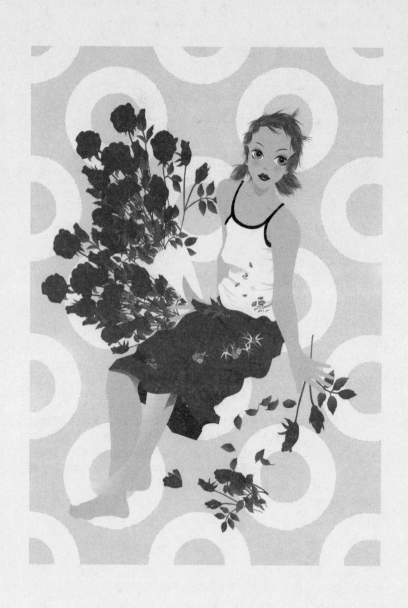

你的荷尔蒙一定要快乐

女人们上班忙工作，下班忙家务，生活的各种压力让女人们容颜憔悴，身体变形。可是，总有一些女人不受年龄困扰，虽然已经三四十岁，但她们依然体态窈窕，容颜姣好，而且精力充沛，开朗自信。究其原因，她们体内的"荷尔蒙"功不可没。

什么是荷尔蒙？荷尔蒙（hormone）源于希腊文，就是平常所说的"激素"，是人体内分泌系统分泌的能调节生理平衡的激素的总称。人体会分泌 75 种以上的荷尔蒙，各种荷尔蒙对人体新陈代谢、内环境的恒定、器官之间的协调以及生长发育、生殖等起调节作用。它不但能影响一个正常人的生长、发育及情绪表现，更是维持体内各器官系统均衡动作的重要因素，它一旦失衡，身体便会出现一系列症状。

荷尔蒙失衡的症状

失眠头痛：表现为血管痉挛性头痛、忧郁不安、心悸失眠、易惊醒、表情淡漠、易疲劳、记忆力衰退、阵发性潮热、精神过敏等症状。

情绪多变：表现为心慌气急、易激动、紧张、多疑、甚至狂躁，可因一件小事与同事或家人争吵得脸红脖子粗，难以控制自己的情绪。夜间睡眠时易胸闷憋醒，严重者出现一次性血压升高。或者是情绪低落，精神压力大。

月经不调：表现为月经紊乱、无规律或月经量多，经常有大血块，或月经淋漓不尽，严重者导致失血性贫血。

皮肤衰老：表现为皮肤松弛、暗淡无光泽、毛孔粗大，出现皱纹、色斑。

头发干枯：在没有反复烫染的情况下，头发依然干枯，没有光泽。

顽固性肥胖：这也是令不少女性头疼的事。为什么有的人喝水都会长胖？最新的研究表明：顽固的体重问题，其实是由于大脑中的化学元素不平衡所致。一旦调节心情及新陈代谢的荷尔蒙遭到破坏，那么，无论尝试什么方法，减肥都会很困难。

可见，维持荷尔蒙平衡是女性必做的功课，荷尔蒙无论是多了还是少了，都会影响到我们的身心健康，那么，我们该如何调整体内的荷尔蒙，让自己更健康更快乐呢？

注意饮食习惯

营养专家认为，平衡女性的荷尔蒙，通过饮食调理就可以做到。

- 多吃黄豆及黄豆制品。黄豆中含有天然植物性的雌性荷尔蒙，它可以帮助女性荷尔蒙的调整，当雌性荷尔蒙偏低时，不妨多喝豆浆和多食用一些豆制品，其中摄入的黄豆会增加人体的雌激素水平，当雌激素偏高时，摄入的黄豆又会帮助降低人体的雌激素水平。而且，豆制品有助于缓解更年期和经期的症状，还可以预防与荷尔蒙有关的癌症。黄豆中至少含有5种抑制癌症的复合物，对预防乳腺癌有奇效。东方女性乳腺癌的发病率远低于西方女性，究其原因，很重要的一个因素就是：东方女性的饮食中，黄豆的摄入量远高于西方女性。
- 几乎所有的水果、蔬菜和谷物中都含有或多或少的植物雌激素，但只有当它以异黄酮的形式存在时，对人体才最有益。黄豆、小扁豆和芸豆等食品中就含有大量的异黄酮。

- 多吃黄色的食物，如胡萝卜、南瓜、柑橘、杏等。黄色食物是补充荷尔蒙的原动力，既可以增强胃肠功能，改变寒性体质，有利于代谢功能的增强，又能保持女性荷尔蒙的分泌能力。

- 其他富含植物雌激素的食品还有大蒜、芹菜、芝麻、大米、燕麦、绿豆芽、茴香等。

- 多吃一些富含硒的鱼类、坚果类和菌类食物。硒能刺激甲状腺素的分泌，这是一种重要的荷尔蒙，它能促进新陈代谢。此外，还要多吃含丰富锌的牛肉、鸡肉、猪肉。营养学家建议，每天应摄入 50 微克的硒和 15 毫克的锌。

- 每天补充足够的复合维生素和矿物质对调整荷尔蒙有积极的作用。

要特别提醒的是，平时尽量不要食用一些过于讲究口味、看起来非常诱人的膨化食品，这些食物很可能会破坏人体荷尔蒙系统的平衡，比如薯片。

压力过大会导致荷尔蒙失调，要学会减压

长期承受过大的压力，会导致荷尔蒙逐渐流失，缺少了它的保护，很多正常细胞就会受损，身体内的健康环境也会遭到破坏。而且，在重压之下，荷尔蒙会促使皮质醇及肾上腺素更快更猛烈地增长，严重威胁着人体的健康。

研究表明：过于忙碌的生活会破坏人的整个荷尔蒙系统，使你的应激激素升高，降低你的生长激素及雄性激素水平，这些变化会使人体的新陈代谢变慢。所以不论生活多让你精神紧张，从现在开始，着手为自己减压吧。练练瑜伽或是外出旅行，哪怕每天只外出散步

半小时也是好的。你也可以尝试一些专家推荐的减压方法，例如每天让自己多睡半小时，坚持每天 5 分钟的足部按摩，每天喝 8 大杯水，都能有效地帮助你解压。

通过合理的运动调整荷尔蒙

为了苗条，不少女性都会刻意节食。殊不知，节食对荷尔蒙会造成很大的负面影响，反复节食更会打破荷尔蒙的平衡。对那些靠节食瘦下来并又反弹的女性来说，其细胞活性会大大降低，且反复频率越高，身体的抵抗力也会越低，而那些能长时间维持自身体重水平的女性，其荷尔蒙水平会更稳定，身体抵抗力也会更强。

其实，减肥最好的方法是运动。经常运动不仅能强壮骨骼，还有助于燃烧身体多余的脂肪。研究显示，坚持一周的运动就能提升血液中的生长激素与雄性激素水平，而雄性激素是一种能加速新陈代谢、燃烧脂肪、帮助塑造肌肉的脑部化学元素。而且，多运动还能提升肌肤的弹性，使皮肤不会因为体重的减轻而松弛下来。

事实上，无论哪种运动，只需做半小时就能刺激荷尔蒙的分泌，坚持合理的运动习惯，能使你看上去更年轻。

要有科学的生活规律

作为生活丰富的现代女性，要养成良好的作息时间，古人所云"日出而作，日落而没"，从某种意义上来说，还是值得发扬的。女性一定要保证充足的睡眠，让自己在深夜 12 点至凌晨 3 点之间进入深睡眠，不要经常熬夜，以免破坏了正常的生理规律，造成荷尔蒙的分泌失衡甚至不足，进而引发其他疾病。

TIPS

女性体内荷尔蒙的变化规律

21 ~ 22 岁是青春的巅峰时期，也是分泌系统功能最顶峰的时期。从 25 岁开始，人体内荷尔蒙的分泌量便以每 10 年下降 15% 的速度逐年减少，人体各器官组织开始逐渐老化，皮肤明显黯淡，精神不佳。到 60 岁时，荷尔蒙的分泌量只有年轻时的 1/5 左右。

对于一个正常女性来说，在排卵期前和排卵期时，雌激素水平达到高峰，荷尔蒙最充足，这时，我们的抵抗力最强。在排卵期之后，荷尔蒙就会持续下降，在月经前和月经中期，则会降到最低点，这时我们的抵抗力也会最弱，更需要照顾好自己的身体。

20 岁就得预防乳腺癌

乳腺癌尽管不是导致女性死亡人数最多的癌症，但它是发病率最高的癌症，俗称"红颜第一杀手"。尤其是城市女性更需引起注意，普遍的晚婚晚育、较少的生育次数、较短的哺乳时间，以及快速紊乱的都市生活，这些因素都会诱发乳腺癌发病。

据权威机构统计，2006 ~ 2010 年中国内地乳腺癌发病人数增加 598 万，死亡人数增加 187 万，每年新发女性乳腺癌更是以 3% ~ 4% 的增长率上升。发病年龄日趋年轻化，发病率从 20 至 25 岁开始增加，45 到 50 岁达高峰，比西方女性提前了 10 岁。这些触目惊心的数字提醒我们，关注乳房健康，刻不容缓，为了你的健康，务必要多了解一些乳腺癌方面的知识。

你属于乳腺癌高发人群吗?

常用化妆品。很多化妆品、保健品、丰胸产品中都含有过量激素,使年轻女性过多地接触雌激素刺激,诱发乳腺癌。

丁克一族。女性生育之后,乳房会随着增生,如果不进行哺乳,一方面对孩子的健康不利,另一方面对于女性的自然循环也是不利的。哺乳有利于降低患乳腺癌的风险。

吃得太好,压力过大。现代人一方面面临太多的压力和竞争,另一方面生活条件越来越好,摄入高脂肪蛋白食物过多,这些都增加了患乳腺癌的几率。

爱喝咖啡、可可、巧克力。这类食物中含有大量的咖啡因,可促使乳腺增生,而乳腺增生又和乳腺癌有关。

如果你还有以下高危因素,更要引起警惕:有乳腺癌家族史,尤其是母亲、姐妹等一级亲属;未生育、初潮早以及具有经病理检查属非典型增生的乳腺增生等,都容易诱发乳腺癌。

6种好习惯帮你阻击乳腺癌

- 经常运动。美国国家癌症协会会刊上发表的一项研究报告指出,运动可使更年期前后妇女乳腺癌的发病率减少6%。挪威一研究机构对25624名妇女进行调查后发现,那些每周运动至少4小时的妇女患乳腺癌的概率降低了37%。

- 控制体重。运动可以预防乳腺癌,其根本原因是它可以控制人体发胖。哈佛大学的一项研究报告表明,18岁以后体重迅速增加的妇女,与那些长期保持标准体重的妇女相比,其更年期后患乳腺癌的危险率几乎高出一倍。

- **不要饮酒**。如果你每天喝一次酒，那你患乳腺癌的危险性就增加11%，每天喝两次，其危险性就是24%；如果每天喝两次以上，那么其危险性便增至40%，所以奉劝喜欢饮酒的女性，最好每周饮酒不超过3次，而且量要适可而止。

- **服用维生素D**。维生素D有预防乳腺癌的功效。研究发现，每天服用200个国际单位（大约食用两小勺含维生素D奶粉即可）维生素D的妇女，其患乳腺癌的危险率大约降低30%。医生因而建议：50岁及其以下的妇女每天至少服用200个国际单位的维生素D；而50岁以上的妇女，最好每天服用400~600个国际单位的维生素D。

- **多吃白菜、豆制品及鱼类**。白菜里含有一种化合物，能帮助分解雌激素。豆制品则含有异黄酮，能有效抑制乳腺癌的发生。鱼类中含有一种脂肪酸，具有抑制癌细胞增殖的作用。此外，还有玉米、食用菌类、海藻类，大蒜、西红柿、橘类和浆果类水果。

- **多晒太阳**。与服用维生素D相关的是，多晒太阳也可以降低乳腺癌的发病率。因为皮肤只有在阳光下才能合成维生素D。对于大多数人来说，每天晒10~15分钟太阳就够了，这足以使人们保持人体所需的维生素D。过多地晒太阳，让皮肤暴露在阳光下，患皮肤癌的危险将会增加。

乳房自测秘诀

一看

正面、侧面等各个角度，观察乳房的大小是否对称，乳房的皮肤是否有溃烂或凹陷，乳头是否有分泌物等，是否在乳腺的皮肤上起了像橘皮一样的小窝窝？将双手举起，观察乳房是否有无明显原因的凹陷，乳房的位置是否有变化？如果以上检查有答案为"是"，那么就需要去医院检查了。

二摸

身体平躺。用拇指、小指之外的3根手指，平稳地、大范围地抚摸乳房。可以将乳房视为太阳，手指以地球自转和公转的方式活动。除了自转法和公转法之外，也可以采用水平的方向，从乳房的外侧向内进行抚摸检查，将右手放下，左手伸入腋下，看看是否摸得到淋巴结。双手应该平摸，动作要轻柔，不要太用力。如果发现淋巴结肿大，那就需要去医院进行专业检查。

TIPS

自我按摩防治乳腺炎

1. 揉压法。以手掌上的小鱼际或大鱼际着力于患部，在红肿胀痛处施以轻揉手法，有硬块的地方反复揉压数次，直至肿块柔软为止。

2. 捏拿法。以右手五指着力，抓起左侧乳房，施以揉捏手法，一抓一松，反复10~15次，左手轻轻将乳头揪动数次，以扩张乳头部的输乳管。然后换另一侧。

3. 振荡法。以右手小鱼际部着力，从乳房肿结处，沿乳根向乳头方向做高速振荡推赶，反复3~5次，局部出现有微热感，效果更好。

子宫肌瘤最钟情哪些女性

子宫肌瘤是由增生的子宫平滑肌组织和少量纤维结缔组织形成的良性肿瘤，发病率高，是女性生殖器中最常见的肿瘤，有"妇科第一瘤"之称。30%的育龄女性会患这个病，多发生在三四十岁。子宫肌瘤的发病原因主要和雌激素水平有关。

子宫肌瘤专挑三种人

第1类：未育女性提前进入更年期

女性一生原始卵泡数目有限，排卵的年限约有30年之久。妊娠期和哺乳期由于激素作用，卵巢暂停排卵直至哺乳期的第4~6个月才恢复。卵巢由此推迟了一定数量的排卵。有生育史的女性要较晚进入更年期，而未育女性由于得不到孕激素及时有效的保护，容易发生激素依赖性疾病，子宫肌瘤就是其中之一。权威研究表明，女性一生中如果有一次完整的孕育过程，能够增加10年的免疫力，而这10年的免疫力主要针对的是妇科肿瘤。

第2类：性生活失调影响子宫健康

正常的夫妻生活可促进神经内分泌的正常运转，使人体激素正常良好地分泌。若是长期性生活失调，容易引起激素水平分泌紊乱，导致激素分泌过剩，引发子宫肌瘤。

第3类：抑郁女性多发子宫肌瘤

不少女性面临着工作和家庭的双重压力，容易产生抑郁情绪。抑郁情绪很容易促使雌激素分泌量增多且作用加强，有时可持续几个月甚至几年，这同样是子宫肌瘤产生的重要原因。

子宫肌瘤的预警信号

当你发现身体内有如下这些信号时，你就要警惕了，有可能是你患了子宫肌瘤。

- **子宫出血**：子宫出血是子宫肌瘤最常见的症状，出现于半数或更多的患者中。其中以周期性出血（月经量过多，经期延长或者月经周期缩短）为多，约占 2/3；而非周期性（持续性或不规则）出血占 1/3。出血主要由于壁间肌瘤和黏膜下肌瘤引起。周期性出血多发生在壁间肌瘤。

- **腹部肿块**：腹部肿块的发现多在子宫肌瘤长出骨盆腔后，常在清晨空腹膀胱充盈时明显。子宫肌瘤一般位于下腹正中，少数可偏居下腹一侧，质硬或有高低不平感。较大者多出现变性，较软而光滑。

- **疼痛**：表现为腹痛者约占 40%，腰酸者 25% 和痛经者 45%；也有表现为下腹坠胀感或腰背酸痛，程度多不很严重。凡痛经剧烈且渐进性加重者常为子宫肌瘤并发子宫腺肌病或子宫内膜异位症等所致。

- **压迫症状**：多发生于子宫颈肌瘤，或为子宫体下段肌瘤增大，充满骨盆腔，压迫周围脏器而引起。压迫膀胱，则出现尿频或排尿困难、尿潴留等。压迫输尿管，可导致肾盂积水、肾盂炎。生长在子宫后壁的肌瘤可压迫直肠，引起便秘，甚至排便困难。盆腔静脉受压可出现下肢水肿。压迫症状在月经前期较显著，此乃子宫肌瘤充血肿胀之故。

- **白带**：白带增多占 41.9%。子宫腔增大，子宫内膜腺体增多，伴有盆腔充血或炎症均能使白带增加。当黏膜下肌瘤发生溃疡、感染、出血、坏死时，则产生血性白带或脓臭性白带，量可很多。

- **不孕与流产**：不孕可能是就诊原因，而往往检查时发现存在子宫肌瘤。子宫肌瘤引起不孕的原因是多方面的。子宫肌瘤患者自然流产率高于正常人群，比例为 4:1，大约有 30% 子宫肌瘤患者不孕。
- **贫血**：长期出血而未及时治疗者可发生贫血。严重贫血会导致贫血性心脏病，心肌退行性变。
- **高血压**：有的子宫肌瘤患者伴有高血压，肌瘤合并高血压者在去除肌瘤以后多数恢复正常，可能与解除输尿管压迫有关。

别大意，慢性宫颈炎危害大

宫颈炎是育龄女性的常见病，它与宫颈癌关系密切，严重的宫颈炎可能会发展成宫颈癌，其发病高峰为 45~49 岁。宫颈炎分为急性和慢性两种，急性宫颈炎常与急性子宫内膜炎或急性阴道炎同时存在，比较好治。慢性宫颈炎，俗称宫颈糜烂，是妇科疾病中最常见的一种，育龄女性中 60% ~ 80% 的人患有程度不同的宫颈糜烂，去妇科看病的人中有半数以上患有此病。

慢性宫颈炎多发生于分娩、流产或手术损伤子宫颈后，病原体侵入而引起感染，或者是不洁性交、外伤、病菌感染及不恰当阴道用药，也会导致宫颈糜烂。一般来讲，轻度宫颈糜烂没有明显不适，也许只是在妇科普查或体检时被发现。中度和重度宫颈糜烂会出现白带增多，颜色发黄，黏稠并有臭味，刺激外阴引起瘙痒。有时在性交后会出现接触性出血或不规则阴道出血，也可出现尿频。当炎症扩散到盆腔时，还会出现腰骶酸痛、小腹坠胀及痛经，在经期、排便或性交时症状加重，以及月经不调，不孕等，所以女性对慢性宫颈炎切不可掉以轻心。

慢性宫颈炎的危害

导致并发症：当患了慢性宫颈炎后，会造成其他器官炎症，如慢性宫颈炎的病原体可以上行造成子宫内膜炎，可以通过宫旁韧带、淋巴管蔓延引起慢性盆腔炎；当炎症波及膀胱三角区，可引起泌尿系统的疾病而出现尿痛、尿频或排尿困难等刺激症状。

导致宫颈息肉：当患了慢性宫颈炎后，容易导致宫颈息肉，宫颈息肉容易复发，不过99%的宫颈息肉是良性的，不会出现癌变。不过也不能说是万无一失的，所以切除息肉后，要对息肉做相关观察。

增大癌变几率：一般而言，单纯患上宫颈炎不会对健康构成太大的威胁，但往往由于宫颈炎所致的白带增多、腰痛、下腹坠胀等症状影响人的情绪，并且从防癌角度来看，宫颈炎与宫颈癌关系密切。有关防癌普查资料显示，宫颈无糜烂者有0.39%患宫颈癌，而患宫颈糜烂者则有2.05%患宫颈癌。说明积极治疗慢性宫颈炎，并有针对性地采取积极的预防措施，对保障女性健康及防治宫颈癌有重大意义。

宫颈癌虽然可怕，但它却是目前唯一能够早发现、早治疗的癌症。另外从早期的炎症发展到恶性的癌变需要较长的时间，如果在这段时间内，定期进行妇科检查，悲剧是完全可以避免的。万万不可盲从某些误导，而去接受错误的治疗，一定要在医生的指导下，调整心态，去正规的医院积极治疗。

导致不孕：发生慢性宫颈炎尤其是中度、重度慢性宫颈炎时，宫颈分泌物会明显增多，质地黏稠，并有大量白细胞。这对精子的活动度会产生不利影响，妨碍精子进入宫腔，影响受孕。

流产：慢性宫颈炎也是流产的一个病因，宫颈炎使组织变化，弹性下降，会使产程不顺利。严重的宫颈炎还会影响性生活。

6招预防宫颈糜烂

- 讲究性生活卫生。不洁性生活易带入各种病原体，从而诱发宫颈炎甚至宫颈癌，所以要适当控制性生活，坚决杜绝婚外性行为和避免经期性交，如配偶包皮过长最好及时手术治疗，以免包皮垢对宫颈产生不良刺激。

- 及时有效地采取避孕措施，避免或降低人工流产的次数，以减少人为的创伤和细菌感染的机会。

- 不做不适当的阴道冲洗，过量的阴道冲洗会干扰和破坏阴道的环境平衡和自净作用。比如长期使用高锰酸钾坐浴或碱性肥皂洗外阴、阴道，会损伤皮肤黏膜，降低局部抵抗力，从而易发生感染；用酸性或碱性溶液冲洗外阴及阴道时，也要避免浓度过高。

- 防止分娩时器械损伤宫颈，产后发现宫颈裂伤应及时缝合。

- 定期妇科检查，以便及时发现宫颈炎症，及时治疗。每年至少应做一次宫颈涂片。凡月经周期过短、月经期持续较长者，更应积极治疗。

- 积极治疗急性宫颈炎。急性宫颈炎如不治疗彻底，会使病原体隐居于子宫颈黏膜内，形成慢性宫颈炎。

TIPS

你属于容易受到宫颈癌侵扰的人群吗？

宫颈癌的高危人群主要集中在以下这些人。

1. 有多个性伴侣或性交频繁者。

2. 初次性交年龄低的女性。

3. 其男性性伴侣有其他宫颈癌性伴侣的女性。

4. 现在或以往有单纯疱疹病毒感染的女性。

5. 艾滋病病毒感染的女性。

6. 患有其他性传播疾病，尤其是多种性传播疾病混合存在的女性。

7. 正接受免疫抑制剂治疗的女性。

8. 吸烟的女性。

9. 有过宫颈病变，如患有慢性宫颈炎不及时治疗、CIN 及生殖道恶性肿瘤病史的女性。

六大阴道炎，症状一看便知

阴道炎是最让女性烦恼的疾病了，大约 75% 的女性，至少会得一次霉菌性阴道炎。而且对很多女性来说，还存在着霉菌重复感染的问题，虽然它们不是很严重，却十分顽固，反复发作，令人很不舒服。

阴道炎是阴道黏膜及黏膜下结缔组织的炎症，是妇科门诊常见的疾病。正常健康的妇女，由于解剖学及生物化学特点，阴道对病原体的侵入有自然防御功能，当阴道的自然防御功能遭到破坏，则病原体易于侵入，导致阴道炎症。幼女及绝经后妇女由于雌激素缺乏，阴道上皮菲薄，细胞内糖原含量减少，阴道 pH 值高达 7 左右，故阴道抵抗力低下，比青春期及育龄妇女易受感染。

生活中许多生理的、物理的因素，可以破坏阴道的酸碱度平衡，也就破坏了人体的自我调节功能，造成念珠菌和毛滴虫迅速繁殖，容易造成阴道炎。比如不能及时换洗内衣，或者经常穿紧身裤，导致阴部的分泌物和汗液不易散发，适宜细菌孕生繁殖，都易引发阴道炎。常见的阴道炎有如下几种。

滴虫性阴道炎

症状：白带增多，呈乳白色或黄色，有时为脓性白带，常呈泡沫状，有臭味，严重者有血性白带，尿痛、尿频、血尿。

危害：可并发滴虫性尿道炎、膀胱炎、肾盂炎，由于滴虫能吞噬精子，可引起不孕症，影响性生活等。

霉菌性阴道炎

症状：外阴瘙痒，外阴及阴道灼痛，白带增多呈豆腐渣样，有时伴有尿频、尿频、尿痛、性交痛，妇科检查时可见小阴唇内侧及阴道黏膜上附着白色膜状物，擦除后露出红肿黏膜面，急性期可见受损的糜烂面或表浅溃疡。

危害：不易根治，易反复，引发早产、胎儿感染畸形等。

宫颈糜烂

症状：由慢性宫颈炎引起，白带量多，色黄脓样或黄色，腰腹坠胀或阴痒，食少神疲，面色少华，根据糜烂面积大小，可分为轻度、中度和重度三种。

危害：引发阴道粘连、阴道积脓或宫腔积脓。

非特异性阴道炎

症状：阴道有下坠感，灼热，伴有盆腔不适及全身乏力。阴道分泌物增多，呈脓性、浆液性，有臭味。由于分泌物刺激尿道口，可引起尿频、尿急、尿痛。

危害：引发阴道粘连、阴道积脓或宫腔积脓，易引起盆腔炎、胎膜早破和绒膜羊膜炎等。

老年性阴道炎

症状：白带增多，色黄，呈水状，严重时呈脓性，有臭味，有时可有血性或伴点滴出血，外阴有瘙痒或灼热感，干痛，下腹部坠胀，波及尿道时，有尿频、尿急、尿痛等。

危害：引发阴道粘连、阴道积脓或宫腔积脓。

细菌性阴道炎

症状：白带增多，灰白色，稀薄，呈泡沫状。阴道黏膜充血，散见出血点，外阴瘙痒并有灼痛感，阴部恶臭。

危害：诱发生殖器感染、盆腔炎、肾周炎、性交痛等。

得了阴道炎，千万不要自己去药店随意买洗剂或其他妇科外用药，一定要去医院，让医生确认是哪种阴道炎后，再用正确的药物治疗，否则可能会耽误病情，甚至导致病情恶化。

由于阴道炎的发病主要与个人卫生及相互感染等因素有关，所以平时要加强自我保护意识，养成良好的卫生习惯，防止致病细菌的侵袭，杜绝传染源。例如，在公共浴室不乱放衣物；清洗外阴后再洗脚；不与其他人换穿衣服，尤其是内衣；清洗阴部的盆子、毛巾一定要专用，毛巾要定期煮沸消毒；不穿尼龙或类似织品的内裤；患病期间用过的浴巾、内裤等均应煮沸消毒；患有手足癣的女性一定要早治疗，否则易引起霉菌性阴道炎。

阴道炎的预防和调理

1. 生活调理

注意个人卫生，保持外阴清洁干燥。阴道炎治疗期间禁止性交，或采用避孕套以防止交叉感染；月经期间避免阴道用药及坐浴；反复发作者应检查丈夫的小便及前列腺液，必要时反复多次检查，如为阳性应一并治疗。

2. 饮食调理

饮食宜清淡，忌辛辣刺激，以免酿生湿热或耗伤阴血。

3. 精神调养

阴道炎患者应稳定情绪，培养性情，并根据患者的性格和发病诱因进行心理治疗。加强锻炼，增加体质，提高自身免疫功能。积极消除诱发因素，及时治疗生殖器官各种炎症。

盆腔炎的预防及护理

盆腔炎是女性的常见疾病，也是不孕的主要原因之一。若是患了急性盆腔炎一定要及时治疗，避免转成慢性盆腔炎。所谓盆腔炎，是女性内生殖器及其周围的结缔组织、盆腔腹膜发生炎症，炎症可局限于一个部位，也可几个部位同时发病。按其发病过程、临床表现可分为急性与慢性两种。病人常有高热、寒战、食欲不振和下腹疼痛的症状，也可伴有消化系统、泌尿系统疾病。

导致盆腔炎的原因主要有：

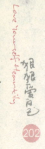

月经期不注意卫生

月经期间子宫内膜剥脱，宫腔内血窦开放，并有凝血块存在，这是细菌滋生的良好条件。如果在月经期间不注意卫生，使用卫生标准不合格的卫生巾或卫生纸，或有性生活，就会给细菌提供逆行感染的机会，导致盆腔炎。

产后或流产后感染

女性产后或小产（指死胎，在 500 克以下）后体质虚弱，宫颈口经过扩张尚未很好地关闭，此时阴道、宫颈中存在的细菌有可能上行感染盆腔。

妇科手术后的感染

进行人工流产、放环或取环、子宫内膜息肉摘除等手术时，如果消毒不严格或原有生殖系统慢性炎症，即有可能引起术后感染。也有的患者手术后不注意个人卫生，或术后不遵守医嘱，过早恢复性生活，同样可能使细菌上行感染，引起盆腔炎。

邻近器官的炎症蔓延

最常见的是发生阑尾炎、腹膜炎时，由于它们与女性内生殖器官毗邻，炎症通过直接蔓延，引起女性盆腔炎症。

缺乏运动锻炼

缺乏运动锻炼，尤其是缺乏下腹部的运动锻炼，也是盆腔炎的发病原因之一。这在城市职业女性中最常见，因本身就缺乏运动锻炼，再加上常常在办公室一坐就是一天，盆腔的血液回流长期不畅，慢慢就开始出现慢性盆腔充血，从而导致慢性盆腔炎的出现。

要想远离盆腔炎，就要在平时注意做好预防及护理：

- 要注意个人卫生，保持阴部清洁、干燥。每晚用清水清洗外阴，做到专人专盆，切忌用手掏洗阴道内，也不可用热水、肥皂等洗外阴。

- 月经期、人流术后及上、取环等妇科手术后，一定要禁止性生活，禁止游泳、盆浴、洗桑拿浴，要勤换卫生巾。因为此时机体抵抗力下降，要防止病菌乘虚而入，造成感染。

- 注意劳逸结合，加强体育锻炼，增强体质，提高抗病能力。

- 月经期、产褥期不可同房，平时性生活也要注意卫生。

- 适当增加营养，多进食山药、银杏、新鲜蔬菜等。现代医学认为维生素的摄入，特别是维生素B，对慢性盆腔炎病人大有裨益。

- 发热患者在退热时，一般出汗较多，这时要注意保暖，保持身体的干燥。出汗后要更换衣裤，避免吹空调或直吹对流风。

- 患有盆腔炎时，白带量多，质黏稠，所以要勤换内裤，不穿紧身、化纤质地的内裤。

- 慢性盆腔炎患者不要过于劳累，要做到劳逸结合，节制房事，以避免症状加重。

- 有些慢性盆腔炎患者，稍感不适，就自服抗生素，长期服用可能出现阴道内菌群紊乱，从而引起阴道分泌物增多，呈白色豆渣样白带，此时，应立即到医院就诊，排除霉菌性阴道炎。

- 被诊为急性或亚急性盆腔炎的患者，一定要遵医嘱积极配合治疗。

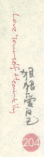

TIPS

女人疾病与懒男人有关

女人的身体是敏感脆弱的，如果男人不注意自身的卫生，没有良好的习惯，女人也容易受牵连，所以，女人要记得催促自己的爱人改掉坏习惯。

1. 清洗干净"小宝贝"

同房前，要做好欢爱时的卫生，催他清洗私密处。如果你的伴侣包皮过长，清洗时一定要翻开来。从长远的角度来看，包皮过长不仅对女性的健康有很大的威胁，对男性自身的生殖健康也有很多危害，所以，建议去医院做包皮切除手术，小小的一个手术可以消除许多麻烦。

2. 剪干净指甲

在性爱时，手指上和指甲缝隙里的细菌可是最直接地进入到女性身体的元凶，导致女性患上妇科疾病，所以在睡前，一定要催促男人洗手，还要养成及时剪指甲的好习惯！

3. 带上套套

男人都不喜欢戴套套，因为那样会让他们的感觉打折扣，可是男人不喜欢戴套套也往往是女人惯出来的坏毛病，所以，你要衡量一下，他的感觉和你的健康，哪一个更重要？一定要让他明白套套对你的意义，无论用什么方式，你一定要培养他的这个优良习惯。

精心养护卵巢

"卵巢囊肿"是一种常见的妇科疾病，大部分卵巢囊肿是由于卵巢的正常功能发生改变，在卵巢内部或是表面生成了肿块。肿块内的物质通常是液体，也可能是固体，或是液体与固体的混合，体积通常比较小，类似豌豆或腰果那么大，也有的囊肿长得像垒球一样，甚至更大。一般发生在 20~50 岁之间的女性身上。

引起卵巢囊肿的原因主要有三种，一是由于内分泌失调所致，二是受到输卵管炎症的影响，还有就是子宫内膜异位症引起的。卵巢囊肿跟女性的身体很多地方都有着很大的关系，关系着女性身体方方面面的健康。

卵巢囊肿可能是良性的，也可能是恶性的，所以发现卵巢囊肿后首先要确诊是良性还是恶性。良性卵巢囊肿发展较慢，体积小的良性肿瘤多无症状，中等大小的良性肿瘤可有腹胀及下腹不适感，自己可摸到肿块。体积较大的良性肿瘤会产生压迫症状。而恶性肿瘤生长迅速，向周围组织浸润，引起腹痛、腹胀、子宫出血、阴道出血，以及腰部、骶部、肛门等部位的放射性疼痛，甚至会引发呼吸困难。因为女性的卵巢本身也不过核桃般大小，当你的身体出现以下症状时可能在提示你有了卵巢囊肿，此时一定要定期去妇科医院体检，以免延误时机。

卵巢囊肿的信号

- 痛经：以前不痛经者开始痛经或痛经持续加重。
- 月经失调：以前规则的月经变得丝毫没有规律，经常让你手忙脚乱。
- 不孕：卵巢囊肿是导致不孕症的一个病因。这与囊肿的大小并无直接关系，原因还有待查明。

卵巢出现囊肿是一个很普遍的现象，大部分囊肿是由于卵巢的正常功能发生了改变而引起的，所以绝大部分卵巢囊肿都是良性的。但是如果囊肿性质发生恶变，就成了卵巢癌，必须要切除。

卵巢囊肿的预防措施

如果在生活中稍加注意，卵巢囊肿是可以预防的，育龄女性要在日常生活中注意积极预防和做好保健工作。

- 提倡高蛋白，高维生素 A、C、E 饮食，避免高胆固醇饮食。高危妇女避孕宜用口服避孕药。
- 30 岁以上的女性每年进行一次妇科检查，早发现，早诊断，早治疗。若发现卵巢有异常而不能确诊者，必须定期随访，建议每三到六个月做一次妇科检查或 B 超检查。高危人群应从幼年开始普查，可做 B 超检测，常规检查胎儿甲种球蛋白。
- 早期发现，早期处理。卵巢囊性肿物直径大于 6 厘米者应手术切除，并按常规送病理检验。因为良性肿物继续生长下去也有恶变的可能。卵巢实性肿物不论大小应尽快手术，术中进行冰冻切片检查，决定手术范围。凡是乳腺癌、胃肠癌患者术后应进行常规妇科检查，并定期随访，以早期发现转移癌。
- 注意保暖，尤其注意下半身的保暖，睡前可用温水泡脚，促进血液循环，避免受寒、冒雨涉水、冷水淋洗、冷水游泳等。

- 科学饮食，饮食要有规律，保证均衡的营养，尤其要多吃补血的食品；食物应清淡，多食易消化的食物；忌食生冷刺激性食物，忌吸烟、饮酒，保持机体正气充足，气血通畅，身心健康。多食用番茄、胡萝卜以及其他一些富含叶红素和番茄红素的食物，能够降低卵巢癌的危险性。
- 保持心情舒畅，尽量减轻生活中的各种竞争压力，切忌忧思烦怒，学会自我调节，避免高度紧张及精神刺激，保持乐观的情绪及充足的睡眠。

TIPS

切除卵巢对女性有什么影响？

卵巢是女性重要的性腺器官，它能产生和排出卵子以及分泌女性激素，女性激素不仅可以促进女性生殖器官成熟，产生女性的特征，如乳房隆起、骨盆宽大等，而且有了女性激素的作用，才会来月经，女性才有了生育功能。

因为卵巢对女性具有非常重要的意义，医生手术时对卵巢的切除多持谨慎态度。对于患卵巢肿物的女性，医生会根据病人年龄、肿物性质、生育情况等综合考虑。如肿物为良性，女性又年轻，将会尽量想办法或采取卵巢肿物剥除手术，尽量保留正常卵巢组织。如果肿物为恶性，就无法强留了。

卵巢切除并不意味着性生活的终结，它对女性的影响，除无法正常排卵外，还有人为地早绝经，即卵巢早衰，这时会产生一些更年期症状，人也容易早衰。

肾虚的女人面临 7 大问题

你连续第三天失眠了，你又一次满心愧疚地拒绝了老公雄赳赳的斗志，因为实在心有余而力不足，你经期渐短脾气却渐长。是的，你当然可以赋予失眠、性欲降低、月经紊乱、脸色苍白、眼圈发黑、眼睑肿胀等以各种理由：精神压力、过度疲劳、环境不适……但也许还有一个重要的原因你却忽略了，那就是肾虚。

肾虚让你更年期提前

一般女性在 50 岁左右才会出现更年期症状，但有些肾虚女人会在 30 多岁就出现了更年期现象。这是因为肾虚导致的生理年龄迅速增大。都市里有不少年轻女性早早表现出闭经、性欲低下、烦躁、焦虑、多疑等更年期症状，必须要尽早进行调理。

补救措施：休息非常重要，当然还应该多运动。不是叫你去做消耗巨大能量的无氧运动，也不是叫你去做考验耐力的有氧练习，而是平缓的、夹带着安逸平和的传统运动方式——太极拳。这项运动以腰部为枢纽，因为肾位于腰部，所以非常适合肾虚者锻炼。相信在这久违的慢节奏的一招一式后面，会有你的健康和美丽。

肾虚让你怕冷

很多女性一到冬天就手脚冰冷，这是因为肾阳不足的原因。肾虚的人均有副交感神经偏亢的现象，导致心跳减慢，血压下降，基础体温较低。

补救措施：肾阳虚的女性最好采取食疗的方法，对自己的肾脏进行调理。比如在日常饮食中注意选择羊肉、狗肉、牛肉、韭菜、辣椒、葱、姜、龙眼等温补肾阳的食物。

肾虚让你眼睑浮肿

眼睑浮肿、黑眼圈、面色苍白无光可不是没化妆的原因。肾主水，女人肾虚就会水液代谢不畅，导致水肿，而眼睑是最容易被影响的部位。

补救措施：睡前喝水过多会加重肾脏负担，所以每晚睡觉前的1个小时应尽量少喝水。另外，可以做做强肾操：两足平行，足距同肩宽，目光平视，两臂自然下垂，两掌贴于裤缝，手指自然张开，脚跟提起，连续呼吸9次不落地。

肾虚让你失眠

除了工作压力以外，失眠更主要的原因恐怕连你自己都想不到，长期失眠的人大多是肾阴虚，晚上阴气无法内收才会导致失眠、多梦。而且，肾阴虚的女性同时还容易心情烦躁，注意力难以集中，再加上阴虚精亏导致骨骼失养，所以肾阴虚的人时常感到腰膝酸软。

补救措施：利用药物来解决失眠是下下之策。长期因为肾阴虚而失眠的人，除了需要节制夫妻生活外，还可以在饮食中多摄入鸭肉、甲鱼、藕、莲子、百合、枸杞、木耳、葡萄、桑葚等食物，例如每天喝点鹿茸枸杞猪腰汤，或者吃碗韭菜粥，都能改善你的精神状态。

肾虚让你不孕

许多妇女不能怀孕是由于肾精不足造成的，女性生殖系统就是在精气的呵护下逐渐发育成熟的。如果肾精不足，就会影响生殖能力，再不加以好好调养，你的造人计划也许真要打个大问号。

补救措施：不妨在专业人士的指导下适当服用六味地黄丸，并每天按摩脚心，脚心是人体浊气下降的地方，经常摩擦，可益精补肾，防止早衰，此外对肾虚引起的失眠、腰疼等也有一定疗效。

肾虚让你变胖

女人年龄稍大即变胖，有 70% 以上是因为肾虚。这是因为肾虚的人内分泌功能减弱，肾上腺皮质激素（促进脂肪分解，抑制合成）的分泌减少，基础代谢率水平降低，造成体内卡路里消耗减少，导致发胖。

补救措施：想要减肥必须从护肾开始。只有肾调理正常了，才能健康、彻底地瘦下去。日常生活中，可以多做养肾操：两手掌搓热后，分别放于腰，至感到热为止，早晚各数次，可以补纳肾气。另外，多吃些鸭肉、兔肉、鹅肉、鲤鱼、糯米、小米、大枣等补气食物也是很有必要的。

肾虚让你的血压升高

不少高血压是由肾虚引起的，也叫肾性高血压。肾虚会使前列腺素、缓激肽等降压物质的分泌减少，很容易引发高血压。肾性高血压约占成人高血压的 5%~10%，是继发性高血压的组成部分。

补救措施：需要通过食疗和改变生活习惯来改善肾虚状态，比如长期用鲜藕切片加冰糖煎汤代茶喝或者做强肝补肾操：跪坐在床上，双眼紧闭，双脚放在大腿下，全身放松，自然呼吸，想象自己是一棵柳树，上半身轻轻地左右晃动，像柳枝迎风摇曳一样，每次操练2~3 分钟，每天 2 次。

TIPS

养肾小偏方

1. 山药枣仁粥

淮山药 30 克，酸枣仁 15 克，米适量，煮粥食用。

2. 黑芝麻糖粉

黑芝麻、桑葚子各 160 克，黄精 70 克，共碾为粉，加糖日服两次，每次服 5 克。

3. 杜仲腰花

杜仲 12 克，煎煮过滤备用；猪腰一对，去内膜，切为腰花；用杜仲药液做调料汁，加葱、姜、食盐爆炒后食用。

4. 芹菜蛋羹

芹菜 300 克，洗净，切段，放入锅中用水煎煮片刻，加入少许面粉和 1 杯浓肉汤，再加入 1 个蛋黄，热饮最好。

5. 蜂蜜果丁

核桃仁 200 克捣碎，与无花果、杏干、葡萄干各 100 克混合，加上蜂蜜 100 克，细心调和即成。每日饮用一食勺。

抵"痔"难言之隐

民间讲"十女十痔"、"十男九痔"，这虽是句老话，但也说明了女人相较于男人更容易患上痔疮。据医学临床调查显示，女性的发病率为 67%，男性的发病率为 53.9%，而治疗的几率要远远小于男性，这跟女性的害羞恐惧心理和害怕手术疼痛有关，所以，女性更应该避免痔疮的发生。

痔疮，又名痔，是人体直肠末端黏膜下和肛管皮肤下静脉丛发生扩张和屈曲所形成的柔软静脉团。通常是由于排便时持续用力，造成此处静脉内压力反复升高，静脉肿大所致。

这些女性会遇到"痔"的麻烦：

- **习惯在厕所读书看报。**不少女人喜欢坐在洗手间看书，她们把自己平时喜欢又没时间读的杂志小说都搬到了洗手间，尤其是星期天，一蹲一个多小时那是常事。久而久之，便秘让她们失去了那份轻快，有时四五天也"便"不了一次，苦不堪言，随后痔疮就找上门来。

便秘或排便时间过长，会使腹压增高，肛门直肠局部充血，静脉曲张，甚至导致直肠黏膜与下面的肌肉层分离脱出下移，时间久了就成为痔疮。排便时间最好控制在 3 分钟之内，如果能 1 分钟解决问题更好。所以，喜欢把洗手间当书房的女性，一定要改掉这个坏习惯。

- **每天站立直到腿脚发麻。**许多职业都需要长时间站立工作，比如售楼小姐、教师、营业员等，而长期站立不单让腿脚发麻，身体疲惫不堪，还容易让人患上慢性便秘和痔疮，在性生活时还会出现不适。

因为人的直肠在身体下方，长时间站立时，受地心引力影响，直肠静脉血液回流受阻，血管要承受更大的压力，容易扩大、曲张而产生痔疮。女性长期患有慢性便秘，在性生活中，必然使耻骨尾骨肌长期处于紧张状态甚至出现性事疼痛现象，长期如此，还将出现性欲减退、性冷淡及性厌恶。而男性若是患有便秘，将导致其出现一系列性功能障碍症状，如阳痿、早泄等。

- **饮食不节，怕冷不去卫生间**。寒冷的冬夜，对于怕冷的女性来说，最烦恼的莫过于上厕所了。许多女性留恋被子的温暖，迟迟不肯去厕所，习惯于憋尿，忍受的结果是排便越来越没有规律。再加上饮食不当，生活没规律，更容易诱发痔疮。比如上午工作累了，中午想安慰一下自己，便去吃辛辣的水煮鱼，结果导致痔疮发作。

如果进食过多、过饱，食用辛辣刺激性食物，体内容易产生湿热，湿热下降到肛门，使肛门充血灼痛，同时刺激消化道黏膜，造成血管扩张、结肠功能紊乱而引发痔疮。

为了解决这个问题，许多人会随身带泻药，这是最不可取的，因为常吃泻药对身体非常不好，长期大量服用还会造成结肠蠕动减弱。最好的办法就是调整饮食，养成好的生活习惯，比如定期排便，另外多食用一些粗纤维食品，多喝水，多吃蔬菜水果，不要忍尿，自然会逐渐减少痛苦发生。

- **怀孕也可诱发痔疮**。怀孕时，有些女性不但便秘严重，而且痔疮的发作也让她们苦恼不堪。

通常情况下，妊娠时胎儿压迫盆腔，随着子宫逐渐增大，特别是胎位不正时，盆腔静脉受压更为明显。这将直接影响直肠下端、肛管静脉回流，使肛门直肠部位的血管充血扩张。同时因怀孕后体内孕激素的含量上升，也会使血管扩张而诱发痔疮。妊娠晚期，便秘会愈来愈严重，常常几天甚至 1 ～ 2 周都未能排便，从而导致孕妇腹痛、腹胀。严重者可导致肠梗阻，并发早产，危及母婴安危。因此，怀孕时一有便秘情况，应去看医生，平时不妨多吃些蜂蜜、水果、粗纤维食品等。

- **持续数小时坐在电脑前。**有一些工作，如程序员、编辑、美编、打字员等，需要整天坐在电脑前，除了站起来倒杯热水算是运动一下外，几乎不动，对于长期静坐又不爱喝水的人，痔疮的发作会让人"如坐针毡"。别以为久坐和痔疮是风马牛不相及的事，恰好它是引发痔疮的重要途径。因为久坐不动会使血脉不通，血管扩张，而且过于劳累也会让肠胃受伤，以致浊气不能排出，淤积于血，最后流到肛门而生痔。

- **情绪郁结更能导致痔疮发作。**除了以上所说的客观因素外，心机不畅也会导致痔疮。有的人心胸不够开阔，被上司教训了一顿或和同事闹意见，心里窝火又不能及时发泄，郁结于心，先是口舌生疮，大便秘结，最后是痔疮流血、疼痛……中医认为，七情致病，紧张过虑，喜怒无常，气血会侵入大肠，集结成块，在静脉中形成血栓，成为痔疮，所以要在生活中培养开朗乐观的性格，遇事不计较。

其实，我们就是自己的医生，大多数"痔"经过食物调养和运动都可以减轻或消失，像以下这些食物就可常吃。

- **紫菜汤：**紫菜含有异常柔软的粗纤维，大量的钙、磷、铁、碘和多种维生素。

- 雪耳大枣汤：雪耳 10 克，大枣 15 枚，冰糖适量，加水炖 1 小时后服食。适用于便结难解，头晕心悸，面色发黄或苍白者。

- 百合汤：百合 50 克加水煮熟，加蜂蜜适量服食。适用于便结如羊粪，手足心热，咽干口燥者。

- 苦瓜汁：苦瓜 150 克，搅拌成汁，加蜂蜜调服，适合肠燥便秘者。

- 核桃仁：核桃仁 5 个，每晚睡前嚼碎，温水送服。适用于大便干结，喜温畏冷，小便清长者。

- 芝麻粥：先取黑芝麻适量，淘洗干净晒干后炒热研碎，每次取 30 克，同粳米 100 克煮粥。适用于身体虚弱、头晕耳鸣的孕期便秘患者食用。

- 无花果粥：无花果 30 克、粳米 100 克，先将米加水煮沸，然后放入无花果煮成粥。服时加适量蜂蜜和砂糖。有痔疮的女性及便秘患者可食用无花果粥。

TIPS

改善消化排泄系统的运动

1. 提肛运动。全身放松，将臀部及大腿用力夹紧，吸气，舌顶上腭，同时肛门向上提起，收紧，然后呼气，全身放松。每日早晚各做 10 次。

2. 举骨盆运动。仰卧屈膝，使脚跟靠近臀部，两手放在头下，以脚掌和肩部做支点，使骨盆举起，吸气，同时提收肛门，放松时呼气。每日做 1 ～ 3 次，每次 20 下。

3. 旋腹运动。仰卧，两腿自然伸展，以气海穴（脐下一寸处）为中心，用手掌做旋转运动，逆时针、顺时针各旋转 20 ～ 30 次。

4. 交叉起坐运动。两腿交叉，坐在床边或椅子上，全身放松；两腿保持交叉站起，同时收臀夹腿，提肛；坐下还原时全身放松。连续做 10 ～ 30 次。

5. 提重心运动。两腿并拢，两臂上举至头上方，同时脚跟提起，做深吸气；两臂在体前自然落下，同时脚跟亦随之下落踏实，做深呼气。连续做 5 ～ 6 次。

"夫妻癌"也是夫唱妇随

"夫妻癌"是近几年逐渐为医学界观察到的一种现象，每 100 对死亡夫妻中就有 5 对死于癌症。美国前总统里根夫妇就是"夫妻癌"，里根先患结肠癌，而两年多后，他的妻子南希患了乳腺癌。

"夫妻癌"的发生与夫妻双方共同的生活环境和相似的生活方式、不良的饮食习惯有很大关系，同一致病因素或致癌因素共同作用于夫妻双方。研究发现，"夫妻癌"可以同时发生，也可能先后发生，发病部位可能相同，也可能不相同。最常见的部位如男方患阴茎癌，女方患上宫颈癌；也有男方患结肠癌，女方患乳腺癌。

医学专家指出，癌症本身并不会传染，但是诱发癌症的某些因素却有明显的传播特征。"夫妻癌"中，以消化道癌最为常见，特别是收入较低和喜欢吃辛辣食物的家庭，由于饮食结构不合理，经常摄入不新鲜食物及腌制食品，加上动物蛋白、水果供应不足，引起胃肠癌变。若夫妻中有一人得癌，另一方无论是在体力上还是在精神上都会承受巨大的压力，经常处于忧愁焦虑之中，势必造成免疫功能下降，增加癌症的发病率。此外，家庭中缺乏欢乐的气氛，常处于郁闷之中，夫妻关系紧张、不和睦，也是"夫妻癌"的诱发因素。

家庭生活中存在的某些致癌物质，如某些化合物、某些金属等，都可能成为"夫妻癌"发生的物质基础。家庭中引发癌症的隐形杀手有如下：

- **不良饮食**。和癌症有关的不良饮食习惯有常吃腌制类、烧烤类、高温油炸类食物或霉变食物，这些都是具有刺激性的、比较粗糙的、加工过程难免受污染的食物，比如蔬菜在腌制过程中会产生致癌的亚硝酸化合物，尤其是霉变的酸菜，其致癌作用更为明显。上消化道系统癌症如食道癌、胃癌、肝癌和不良饮食习惯有关，而肠癌却和食物过于精细有关，总之，要避免食用过于粗糙和过于精细的食物。

- **厨房的油烟**。厨房油烟和肺癌的发生有明显关系。据一项调查发现，常在厨房做饭者比不常做饭者肺癌死亡率高出近1倍，甚至远远高于不常在厨房做饭的吸烟者。究其原因多半是由于烹调习惯所造成，毫不夸张地说，厨房油烟已成了威胁人们生命健康的"隐形杀手"。

- **吸烟**。香烟的烟雾中含有几千种有毒化学物质，吸烟尤其是被动吸烟对未成年人的健康影响非常大。中国疾控中心与美国专家合作研究发现，吸烟家庭与不吸烟家庭相比，其孩子患肺癌的危险性增加2.8倍；在肺癌患者中，吸烟者比不吸烟者的死亡率高4.5倍。

- **放射性物质**。氡是诱发肺癌的主要危险因素，由于90%的氡是通过地缝冒出来的，因此，楼层越低，氡的浓度越高。花岗岩、砖沙、水泥及石膏之类，特别是含有放射性元素的天然石材，易释放出氡。水和天然气含量比较高时，从供水及用于取暖和厨房设备的天然气中可以释放出氡。专家研究表明，氡是除吸烟以外引起肺癌的第二因素，世界卫生组织把它列为19种主要

善待自己：常见疾病的防与护　第六章

的环境致癌物质之一。据不完全统计，我国每年因氡致肺癌人数达 5 万例以上。氡已被国际癌症研究机构列入室内重要致癌物质。

- **负面情绪**。研究发现，同其他女性相比，重度抑郁症患者更有可能患癌，因为精神因素与人体免疫功能的关系密切。在情绪不好时，会使肾上腺素皮质酮分泌增加，这种激素进入血液后，可损害人体免疫功能，进而引发正常细胞癌变。

所以，夫妻相处时多谈一些让彼此高兴的话题，而不要整天抱怨，把彼此当作负面情绪的垃圾桶。因为多数夫妻"分解"和"抵御"负面情绪的能量都不高，夫妻俩要齐心协力，构建一个和谐快乐的家庭环境。

TIPS

小毛病会要你的命

1. 睡觉流口水

这可不是可爱或不卫生那么简单，它可能是由于你的神经调节障碍而引起的。除此之外，口腔里的温度和湿度最适合细菌的繁殖，炎症、睡觉流口水的现象，也是在提醒你，小心牙周病，要去看牙医了！

2. 悄悄变化的美人痣

在痣发生恶变，成为恶性黑色素瘤时，有这样一些报警：痣在近期内迅速增大；痣表面出现糜烂甚至发生破溃且有瘙痒感；痣周围原先平坦无异，新近出现小黑点、卫星结节状组织，或附近淋巴结肿大且伴黑色。

3. 手心出汗

手心出汗，可不是在说你身体好，特别是年轻人。女性手心会发热，还很有可能得了慢性肾盂肾炎。前期一般有持续性或间歇性手心发热、出汗，或伴有全身发热。

4. 瘢痕变化

如果你烧伤或外伤后的瘢痕疙瘩，或慢性皮炎等，最近忽然发生了一些变化，你可一定要提高警惕了。若经过治疗，这些病变反而增大，或者破溃、变硬、变厚、色素加深、角化过度甚至出血，这时，应该警惕有皮肤癌的可能。

5. 小心下垂的眼睑

成熟性感的年龄，眼皮却越来越厚重，还忽然有些下垂，很可能患了"重症肌无力"，这种病的先兆就是缓慢发生的眼睑下垂。先是一只眼，后是另一只眼，早晨轻，晚上重，一天之内有明显的波动性。比较严重的还有颅内动脉瘤。如果你的眼睑下垂是一侧性、突然的，并伴有瞳孔散大，应立即到神经科抢救。

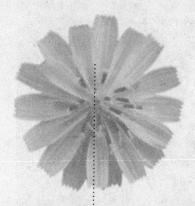

Love Yourself
Heartily

第七章
心理健康，才能真正地美丽动人

心理健康的女人，才是真正美丽健康的女人。每个人心里
都住着天使和恶魔，要想做个快乐平和的女人，以保障机
体功能的正常发挥，就要懂得适时放飞心中的恶魔，来达
到养颜美体、防病健身、祛病延年的目的。

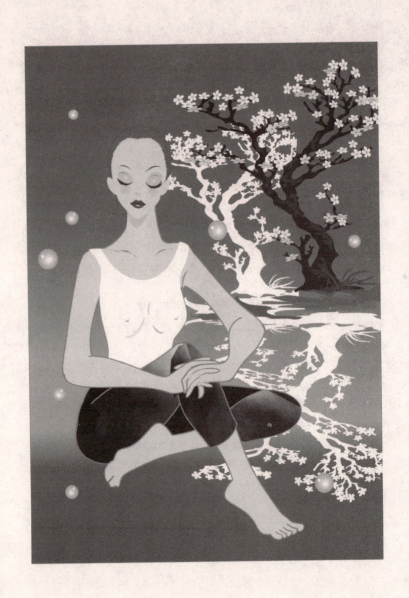

心理健康的标杆

在快节奏的现代社会，心理是否健康是衡量健康的一个重要标准。尽管心理健康的标准因社会、时代、文化传统、民族等因素的不同而有差异，但可以用自我意识的发展程度来衡量一个人心理成熟程度和心理健康水平，也可以通过对自身的认识、态度、情绪和行为控制这三个方面来进行衡量。那么，现代女性具备哪些条件才算心理健康呢？

- 热爱生活、学习和工作，始终有奋斗目标；事业心和进取心较强，勇于挑战，把学习看作生活里的重要内容；能发挥能动性，创造性地去工作，克服工作和生活中的困难；具有主动为社会服务的公德，不计较个人得失；善于接受新生事物。
- 具有现实主义态度，对现实有客观、清醒的认识，能积极地适应和改造现实环境；既能享受工作和生活中的乐趣，又能克制不切实际的需求和欲望，能根据现实情况的变化适当调节自己的心理状态。
- 行动自觉果断，干什么事都有明确的目的性，深思熟虑之后便果断采取行动，不盲目，不鲁莽，不优柔寡断，不后悔，把自己的决定贯彻如一，言行一致。这并不是说不能改变决定，而是说不轻易改变决定。有毅力和自信心，顽强、不动摇、不执拗，自制、不任性、不怯懦。
- 有良好的自我认识，对自己的作用和价值能正确评价，知道自己的优点和缺点，对优点能积极地去发扬，对不足能自觉地加以改进，乐于鼓励和奖励自己；尊重自己和他人，既不骄傲自满也不自卑，既有信心又不消沉。一切行为三思而后行，对自己负责，也对别人和社会负责。

- 具有应对日常生活所需要的足够知识。感觉、知觉、思维能力、饮食和睡眠良好，对事物判断无误；能够适应正常的工作、学习、生活环境和衣食住行；在衣着打扮上比自己的年龄略显年轻，爱清洁，讲卫生，努力美化生活。

- 心理表现符合年龄特征。超乎年龄的成熟世故和低于年龄的幼稚装嫩都算不上心理健康。

- 情绪稳定乐观，能自觉调控自己的意识和行为。遇事不急躁，不极端。当受到挫折和突然的打击时能冷静对待，能在较短时期内调整自己的反常心理，摆脱逆境；能及时表达内心的抑郁；对不愉快的往事不反复回忆；积极情绪多于消极情绪，喜怒哀乐等情绪处于相对平衡的状态。

- 具有安定感，不终日惶惶不安，疑惑不解，也不感到别人处处事事刁难、打击、排挤、陷害自己，能够从紧张不安中解脱出来；无论处于何种职位，不感到自己受人支配。

- 人际关系和谐。能处理人我之间的相对关系，如领导、同事、朋友和亲密爱人等；能和多数人友好相处，做到以礼待人，礼尚往来，感情上能与人相互交流；尊重他人，设身处地地理解别人，发生矛盾时能积极、有效地去解决矛盾，重新让别人理解自己；具有谦让精神，具有给予他人和接受他人友爱的能力。

- 心理康复的能力较强，受到创伤后，能正确看待，通过自我心理调整快速恢复到正常水平。

当然，一个人的心理是否健康，不一定表现在以上的所有方面，而往往表现在几个方面。人是有感情的，也是有理智的，一个心理健康的现代女性，应能用理智来驾驭自己的生活，而不做情绪的俘虏，只有保持平和积极的心态才能健康美丽。

TIPS

常做心理平衡操，让你如沐春风

不要过分苛求自己。为了消除不必要的挫折感，还自己快乐的心情，平时就要把目标定在自己能力范围之内，当达到目标时也会感到由衷的快乐，心情自然会舒畅。

不要处处与人竞争，只要你不把别人当对手，别人也不会与你为敌的，否则你就会感到"惶惶不可终日"。

学会在一定时间内只做一件事，减少自己的精神负担。

一个做大事的人，处事要从大处看，因此，只要你做事的大前提不受影响，在小处不妨妥协一下，不必过分坚持。

助人为快乐之本，帮助别人，给别人带来欢乐，也可以使自己忘却烦恼。

气质女人可由后天打造

容颜是天生的，我们无法选择；时间是流动的，我们抓不住，但魅力却可以由我们在后天打造。有魅力的女人就像葡萄，凭借自身的努力发酵，酿成了一瓶馥郁芳香的葡萄酒，香了自己，也沉醉了他人。这样的女人从不受年龄左右，她们越活越快乐，越活越美丽，越活越能沉淀出生命的底蕴，让人看到时间的价值。她们机智、智慧、大度、宽容、幽默、细腻，走到哪里都会成为众人眼中的明星，注目的焦点。

一个一生都在追求魅力四射的女人，无疑是一个永远不会老朽的女人，无论年龄多老，无论境遇多么起伏，她总是由内而外地散发出独特光芒，这股平和的内力，能帮助自己轻易走出低谷，握牢幸福。让自己成为一个魅力四射、永远保鲜的女人，请参照以下几条。

- **结婚了也要注重穿着打扮**。许多女人结婚后往往不注意自己的形象，衣服穿得一塌糊涂，不修边幅，蓬头垢面，毫无时尚气息，这样的女人何来魅力可言呢？所以要力争做个有品味的人，重视形象管理，穿衣服时不要随大流，要根据自己的体形、气质来穿，让人从服饰上看到你的内涵和修养。

- **活到老，学到老**。女人千万不要开口油盐，闭口酱醋，满嘴都是一些鸡毛蒜皮的小事，对国际、国家大事一概不关心。爱学习的女人会站在信息的最前沿，她们知识广博、视野开阔，在专业知识纵深发展的同时，会留心其他学科的知识，知识储量的丰沛，信息的随时更新，让她们自如笃定，时刻都能保持焕然一新的精神面貌，当然魅力无穷了。

- **顾家**。女人要有自己的事业，但也不能弃家不顾，把工作当成全部。要知道，丈夫和孩子才是女人生命里至关重要的部分。爱家的女人所散发出的温柔与母爱，才会让人既尊敬又羡慕。

- **幽默**。幽默感通常是智慧的折射，当语言中智慧的火花迸射时，魅力的光环便笼罩在女人的头顶，这样的女人极富感染力，能强烈地吸引着他人。不过要注意，幽默可不是浅薄地耍贫嘴，要区分二者的界限。

- **常怀感恩之心**。做个可爱的小女人没什么不好，但千万不要以为别人为你做的任何事情都是应该的，拿自己当公主。哪怕对丈夫、孩子、邻居、同事，都要时刻怀有一颗感恩之心，感谢他们为你做的事情。一个懂得感恩的女人，会提升自己的人气指数。

- **懂爱**。不但要爱身边的人，还要爱自己，爱生活，爱世界，目光总是能捕捉到生活中的美好面，即使是黑夜，也能悠然欣赏天空的星星，聆听池塘的蛙声。有爱的女人，眼中会泛出爱的光晕，这样的女人即使不言语，自有一种特别的美丽。

- **独立**。当女人经济不独立时就要小心了，那可能是万劫不复的深渊。男人对女人爱的含义首先是尊重，女人不能为自己买单的时候，尊严无存，何来他人的尊重呢？在精神境界方面，也要确立自己独立的地位，具有自我意识，而非男人的附属品和必需品，努力追求自己的价值。

- **自信**。自信是女人最奢华的外衣，自信女人眼中的光芒足以照亮自己，也让她们能从容不迫地对待生活。要做个自信的女人，就要懂得精心雕琢自己，成长自己，还要经常地鼓励自己。老公的宠爱，孩子的顽皮，家庭的温馨，每一样都是最珍贵的礼物，相信自己永远是最具魅力的女人。

有效管理压力

在生活中，长期过重的压力会对人们产生很大的危害，对于心思细腻的女性尤甚。因此，只有全面地检验自己的压力源，才能对压力进行有效的管理。那么，压力从何而来呢？

- **人际交往**。人际交往是生活的一个重要方面，良好的人际关系能让人在学习、工作、生活等方面如鱼得水，左右逢源。相反，没有一个良好的人际关系，会经常让人感到局促不安、不自信甚至自责，愈是这样就愈容易退缩，以致进入一种恶性循环而不能自拔。

- **生活琐事**。西方有句谚语说："最后一棵稻草会压垮骆驼背。"生活中的琐事看似不起眼，但是由于人们经常要遇到，而且无从逃避，日积月累就会对人的身心造成不良的影响。

心理学家们通过调查分析，把日常活动中造成生活压力的琐碎事件归类为以下几个方面：

家用支出方面，如衣、食、住、行、娱乐、学费、医疗费等等。

工作职业方面，如职业的性质、进取、待遇、发展机会等。

身心健康方面，如家庭成员中有人生病及家人间的和谐相处。

生活环境方面，现代都市中的空气污染、噪音污染。

生活保障方面，人的生活是有目的和方向的，在现实生活中，每个人都会为未来的安全保障打算。

时间分配方面，你是否会因休闲过多而感到罪恶，或是因休闲过少而觉得烦闷？相信每个人都曾思考过这个问题。如同经济学所探讨的"劳动后弯曲线"，每个人都会面临在时间分配上的问题，又由于无法支配及把握自己的时间而产生烦恼，如因为工作忙而在时间上的顾此失彼、交通拥挤所造成的等待与时间的浪费等。

- **工作压力**。事实上，人在处理一件事情时，对于这件事情的期许，便是一种压力。因此，即使是学生、家庭主妇或者兼职打工族也都会有压力。一般人正常工作时间为8～10小时，此为人体健康负荷量。如果长期工作 12 小时以上，就会对人体产生压力。

- **学习压力**。对于成年人而言，想在职场顺利发展，少不了要充电。成年人由于时间紧、记忆力衰退等原因，学习效果会明显不如学生，这会让他们沮丧，压力倍增，体会不到学习的乐趣。

- **家庭生活**。据心理学家分析，大部分的压力是从家庭而来，如家庭和睦，压力自然会小；相反，压力就会变大。如果你每天和家人争吵，以争吵的压力指数是 30 分计算，一年累积的压力指数便超过 1 万分。家庭生活也是选择的结果，因为你可以选择不争吵、不埋怨、多关心、多爱护。

- **心灵压力**。心灵压力是由个人心智上的思考模式及信念所产生的。在面对一件事情时，个人的信念及思考模式常会引导个人对该事件的看法及做法。因此，此项压力通常是产生其他压力的根本。

- **疾病打击**。疾病最容易使人思想消沉，有的还会失去生活的信心。疾病的压力来自于失去健康身体的忧患和失去康复的信心。比如肠胃功能不良的人，其情绪容易出现躁动、不安。而这种由疾病所引起的压力特别容易发生在有遗传性疾病或是不治之症的病人身上。

- **生活的变故**。这是指个人在日常生活的秩序上发生的重要改变，并且由此人们会产生生活的压力，进而形成负面的情绪体验。如亲人的突然亡故、夫妻离婚、牢狱之灾、个人患病或者失业、退休等。

- **金钱压力**。在生活中，你究竟是如何看待金钱的？是你在管理金钱，还是金钱在役使你？这些对金钱的看法，都影响着个人的心理。金钱之所以会带给人压力，主要是因为人们对赚钱所抱持的心态不正确而引起的。基本上，赚钱只是一个过程而不是目的，但是，一般人常常会本末倒置，将赚钱当成是目的，而使自己走进金钱的迷宫，迷失在赚钱中。

- **贪欲过高**。如果对金钱、财富之类心存过高欲望，那就是贪心，会使你轻松的大脑神经长期紧张，正常的心脑运动加快，产生一种与正常生理机能不协调的节拍，就会伤脑、伤神、伤体。

- **竞争压力**。人的性格和时代的特征联姻，孕育出了竞争。长期处在白热化竞争的气氛中，会使人紧张、苦闷和失望，致使情绪跌宕。当不堪忍受这种超负荷的精神压力时，就不能把握自己而失去自控力，往往会有失落感，也就是人们常说的"灰色心理"。

- **难以选择**。在很多情况下，人们面临的机会或选择不止一个，此时如果做出选择，往往会使人处于面临冲突的情境。有则寓言中讲了一头毛驴站在两捆草之间饿死的故事，这个故事从一个极端的角度说出了做出选择的困难。

TIPS

小测试：你的压力来自何方？

有什么东西是你一定要带出门，否则一天下来你就会觉得不方便、不习惯或者没有安全感，老觉得少了什么东西似的。

A. 手表

B. 手机

C. 护身符

D. 面纸

选A：你的压力来源于朋友。由于你是个重视人际关系互动的人，因此应接不暇的应酬，让你想躲也无法躲，而人缘好有时也是一种包袱，所谓"人在江湖身不由己"大概是你最常挂在嘴边的话吧！

选B：你的压力来源于学习或工作。好胜心强的你对于工作是相当投入的，在业绩上也期许能更上一层楼，当然上司对你的期待更是比一般人来得高，所以在这样被看好的心情下，你多少会有压力的。

选C：你的压力来源于你自己。你总是常常会将自己摆在社会价值的天秤上来衡量，而你也时常不由自主地把自己和朋友做一番比较，所以不管在学习、爱情或生活上，你都是以严谨的态度去看待，这会让你喘不过气的。

选D：你的压力来源于家庭。在你的个性中有隐藏性的完美主义，对于从小生长的家庭，更有一股依赖与期待，所以家庭能给你足够的力量，但相对而言，家庭也可能会带给你不小的压力。

压力的自我调节法

现代社会调查显示：就每天的压力程度而言，上班族女性比男性更辛苦。尽管这和当代中国大多数女性既要工作又要照顾家庭、体力更为辛劳有关，但心理学家分析认为，女性普遍感到辛苦、压力大的原因，除了社会外界因素和家庭因素外，更多的是源于女性自身的心理因素。也就是说，女性是因为"心累"才会身累。

对于大多数女性来说，与压力为伴成了一种习惯，以至于都分不清到底怎样才是压力过大，这实在有些可悲。所以女性朋友非常有必要认识以下的压力信号，适时地给自己的心灵放放假。尽管在不同的人身上压力会有不同反应，且由于个人承受力的差别，不同的人有不同的标准，但是身体所传达的一些压力信号却是需要引起注意的：

- 头痛、背痛、肩颈部肌肉紧张，可能是压力的警示。
- 消化不良、腹部胀气、不明原因的失眠、睡眠质量差、白日倦怠、起疹子、时常感冒等，也可能和压力有关。
- 易怒、坐立不安、无法专心、烦躁等情绪问题，都可能是遭遇压力的信号。

当身体出现这些信号时，女性就要引起警觉，试着调整一下了。要知道这是内在潜意识中最真实的声音，那么该如何减压呢?

减压的策略

培养坚定的信心。树立别人能做到的我也能做到的勇气和信心，建立主宰自己生活的信心；努力调整自我，不退缩，不逃避，适应生活中身体上的变化，达到心理上新的平衡；学会"悦纳自己"，讨好自己，肯定自己的进步，不妄自菲薄。

理性地处理事务。遇到棘手问题时，要注意调节情绪，冷静理性地处理，不冲动。各种不良情绪会导致高血压、冠心病，甚至会增加患癌症的几率，因此，理性、乐观、平和地对人对事，使自己时时感到幸福与满足，享受高品质的生命体验。

不妨学会扎堆。对女性来说，最放松、最舒适的减压方式，就是向同性密友开怀倾述。加入一个与自己完全相同的群体，她们能够理解和体会自己的所有悲喜，并给予最贴近的关怀和帮助。而且，伙伴的态度和建议可以帮助女性完善自我认同，获得归属感和安全感。同时，还应结交几个男性朋友，可以让女性变得更理性，思维更开阔。

正确处理人际关系。要善于了解他人，遇到矛盾和纠葛时，应尽量减轻对别人的刺激，灵活地调整关系。即使真是对方的过错，也应多下"毛毛雨"，少来"暴风骤雨"，应有限度地让步，这能使自己的心灵获得解脱，减少心理失控。宽容是一种美德，也是一剂良药，它能使对方自责，认识自己的错误。

维系与家人的和谐关系。亲人的理解和尊重，温馨的家庭氛围，是女性保持健康心理的一个基本前提。切不可因过于熟悉而忽略亲人的感受。要知道，亲人的支持是你面临强大压力时最好的支柱。

生活方式科学化。合理安排生活，劳逸结合，培养广泛的兴趣爱好，陶冶性情，如可以经常参加户外活动、听舒畅的音乐等。心胸开阔、情绪乐观非常有利于身体健康。

培养幽默感。幽默能使紧张的精神放松，缓解被压抑的情绪，摆脱窘困场面，消除身心的某些痛苦，保持心理健康。

学习新知识。学习不但包括科学文化知识，还要关注每天身边发生的新闻、社会热点、娱乐消息等，跟上时尚的脚步是保持心理年轻的一个小窍门。比如，在开心网上设一个账户，了解朋友带来的各种信息能让你保持快乐的心态。

合理调配时间。在自己的个人生活和职业生活之间创造一种平衡，有助于缓解心理紧张，活出生活的真滋味。

总之，当代女性要活得快乐、轻松，千万不要天天背着重负前行。

人不是蜗牛，不要总是给自己心理加压，要学会释放自己。经常给自己的身体做做"放松DIY"，再忙，也要让心灵散散步。

TIPS

减压小招

1. 浴2分钟朝阳

黎明的曙光是一种自然信号，让你的美梦自然结束，这样可以让你体温升高，激素分泌增加，精神愉悦地开始一天的工作。让阳光唤醒你，会让你感到精神振作。

2. 听2分钟心灵音乐

你不妨听听班德瑞的轻音乐，或是听听莫扎特F调的双簧管四重奏，它被歌手托马斯·奥顿制作成名为"接近寂静"的CD唱盘，声音相当动听美妙，会让你立刻会感到放松。

3. 做2分钟"拇指散步法"

在计算机前坐了几个小时以后，身体会感觉很紧张，你可以通过控制脚趾来放松。用拇指和其他手指轻柔地旋转每个脚趾，力量大小适中，从脚趾根部一直摇动到顶端。在每个脚趾表面缓慢地移动拇指，只花一小会儿时间，你又能精力充沛地重新工作了。

4. 想2分钟生活中的小事

有时候你会忽视日常生活中的一些简单、平常的事物。回想、关注它们可以帮助我们清除内心的压力：一块气味芳香的肥皂、一杯茉莉花茶，或是父亲的皮革钱包……

好好地生一场气

当今社会，每个人都在承担着负担和压力，不满情绪的累积、人际的摩擦冲突成为在所难免的事。其实，生气是一种正常情绪，更是现代人宣泄压力的一种需要，而且，生气能够提醒你一些极为重要的讯息：你已开始对一些人或事出现强烈无力、无助的状况，这些状况，急需受到关注和处理，所以生气并不是一件坏事。

不少人为了顾及美好的形象，认为发怒是不好的，他们将愤怒的情绪指向内心，一路积累下来，既伤肝，又伤心。当你觉得愤怒时，要学着用合理的方式将愤怒的情绪释放出来，避免自己发火抓狂，好好地生一场气。

- 觉察和认知愤怒情绪。平日就学习觉察"我是不是在生气"，并时时提醒自己。"我可以生气，但不一定要伤人，更不需要迁怒无辜者。"心理学研究发现，可以"意识到"的愤怒，其杀伤力一般比"没有意识到"的愤怒要小。

- 接受自己有生气的需要。每个人都有生气的需求，切记不要因为顾虑修养或形象而长期把各种不满情绪压抑下来。充满蒸汽的压力锅爆开时，后果将更加不堪设想。

- 适当宣泄怒气。若愤怒冲上心头，自己开始出现混乱的思绪，请即刻在心中对自己喊"停"，离开事件现场。接下来可以将怒气发泄到一些"安全"的替代物上，如捶打枕头、在密室或旷野中大声叫喊。待怒气消减后，再回来处理事件。如果情势让你无法及时走开，请尝试深呼吸放松，或转移注意力，关注身边其他的物件。

    你还可以采用中医养生的方法，敲肝经来平息肝火，敲膝盖内下侧及大腿内侧。晚上平坐在床上，让自己大腿内侧面朝上，中间有条线就是肝经，用拳头敲击即可。

- 将愤怒转化为积极行动而不是任意爆发。你可以让迁怒你的对方知道"我对你刚才说的什么话、做的什么事感到生气，希望就这番话、这件事跟你进一步谈一谈……"而不是马上在言语或行动上攻击对方，引发冲突。如果发现自己无法马上作出回应，可以向其他信任的对象发牢骚，同事的劝慰像一剂清凉剂，能让你的情绪和缓下来。

- 尝试找出自己的"生气模式"。每个人在成长历程中都会建立一套自己独有的"生气反应模式"，观察自己的模式，并尝试打破一些不适用、甚至可能对自己和别人造成伤害的恶性循环。

- 由"自我防卫"改为"积极倾听"。不要老是为自己的反应找理由。尝试看看自己生气背后是否还蕴藏着更深层的情绪，比如自尊受伤、无法接受自己被指出弱点、惩罚或报复对方等。唯有找出内在的真实需要，积极倾听内心的需求，才能提升对个人的了解认识，寻求更深层的改变与成长。

TIPS

经常气呼呼，疾病进门来

1. 脑细胞衰老加速

生气时，大量血液涌向大脑，会使脑血管的压力增加。这时血液中含有的毒素最多，氧气最少，对脑细胞不亚于一剂"毒药"。

2. 胃溃疡

生气会引起交感神经兴奋，并直接作用于心脏和血管上，使胃肠中的血流量减少，蠕动减慢，食欲变差，严重时还会引起胃溃疡。

3. 伤肝

生气时，人体会分泌一种叫"儿茶酚胺"的物质，作用于中枢神经系统，使血糖升高，脂肪酸分解加强，血液和肝细胞内的毒素相应增加。

4. 伤肺

情绪冲动时，呼吸就会急促，甚至出现过度换气的现象。肺泡不停扩张，没时间收缩，也就得不到应有的放松和休息，从而危害肺的健康。

5. 色斑

生气也会引发色斑。生气时血液大量涌向面部，这时的血液中氧气少、游离脂肪酸等毒素增多，这些毒素会刺激毛囊，引起毛囊周围程度不等的深部炎症，产生色斑等皮肤问题。

6. 内分泌失调

生气会使内分泌系统的控制中枢紊乱，使甲状腺分泌的激素过多。甲状腺是身体中参与新陈代谢的重要器官，当你感觉到热血沸腾的时候就是甲状腺受到刺激了，久之会引发甲亢。

怀揣童心不易老

每个人都曾是幸福顽皮的小孩，都有过得到一颗糖就很满足的时刻。随着年龄的增长，随着世人和自己对自身期望值的不断提高，身上自然要背起很多责任，一旦结婚，责任更是如泰山重，昔日那个自由奔跑的愿望也就慢慢龟缩到心底了。大多数时候，你使用着成人的语言和游戏规则，人也变得日趋沉稳，圆融，忘了唤醒心里住着的那个俏小孩，因而也错失了许多笑声。

问问你自己，天真和童心被你丢到哪里去了？什么时候开始你的眼眸中再也不见清澈的光？什么时候你手里紧握的不再是绘画七彩天空的彩色蜡笔，而是紧紧拽住一些功成名就的机会？又是从什么时候起你的心成了一个无底窟窿，装进了整个世界的欲望，而不是整个世界的希望？心灵的负荷如此之重，如何感知得到轻盈的快乐？

其实，无论你长得多大，变得多么成熟，在你最深最深的内心里，那个小孩都在。你千万不要忘记，你依然有权利体会孩子气的傻笑，孩子气的玩乐，孩子气的真诚以及孩子气的好奇，甚至孩子气的顽劣！穿梭于成人世界的你，不妨偶尔停下来，唤醒内心的俏小孩，用一颗纯净的赤子之心来看待生命与世界，这既是一种大智慧，也是延缓衰老的策略。

在金庸的武侠小说《射雕英雄传》及《神雕侠侣》中，最能给人带来欢笑的人物，就是老顽童周伯通，他动不动就吹胡子瞪眼、童心未泯、超级可爱。

现实版的老顽童也是非常可爱，有一则报道，讲的是一位越老越爱玩、越活越年轻，人称"老顽童"的可爱大爷卢岩新，他每天要花上一个小时玩"浮针"，就是将绣花针浮在水面上并摆出各种造型。他蒙着眼睛往一字排开的6只碗里撒绣花针，一分钟之内他可以使近百枚绣花针浮在碗面上。

他说："在水面上放绣花针，还得摆造型，可不是件简单的事，要凝神静气还得有耐力。长时间下来，还能达到修身养性的目的呢。"而且，他还希望所有人都能找到好玩的事情做做，既能让自己的生活过得精彩一些，又能锻炼身体。这样懂生活、有童心的人永远不会老，因为一颗孩子气的心很容易得到快乐，而快乐就是世界上最神奇的美容霜，它能让人看上去年轻漂亮。

还有赚足了网络人气的"凡高奶奶"，大字不识，70几岁却拿起画笔，画出了一幅幅乡村的记忆，她的果实、她的村庄、她的动物、她的老房子……拙朴的画中你能看到一颗晶莹剔透的童心。

著名作家、百岁文坛泰斗冰心女士一生与儿童为伍，把毕生的精力倾注于儿童文学的创作之中。她说"生命从80岁开始"，要"永远保持着一颗年轻的童心"，因而得到了长寿与幸福。

想要唤醒心中的俏小孩，其实不难，只需遵循以下原则。

- **不要太在意周围的世界。** 你不必太介意自己一时的得失，将向外看的视线调转方向，向内看，用心聆听心灵深处的声音，多多关注和关爱自己，无条件地接受自己，适时满足心灵的需要。

- **在工作之外要多些浪漫与幻想。** 平时可常去大自然里走一走，让身心得到彻底的放松。你可以扑扑蝴蝶，闻闻花香，听听鸟叫，逗逗小猫小狗，让自己的感官生动起来，童心因此会得到回归的机会。

- **不妨多与儿童接触。** 主动结交一些儿童朋友，感受儿童一样无忧无虑、生气勃勃的精神状态。你可以在草地上和孩子们放风筝、陪孩子玩一场快乐游戏、大声朗读一个童话，或是陪孩子看一部儿童动画片，等等。

- **要像孩子一样对待生活。** 每个人的生活都不可能一帆风顺，都会有遇到挫折的时候，难免会伤心失望。此时，要向孩子学习，因为孩子总是在认清犯错的原因之后，很快就忘记了忧伤，重又展开笑颜，重又做起美好的梦来。甚至在追逐成功时，你的孩子气也可以帮你获得想要的。章子怡主演的《我的父亲母亲》获得了柏林电影节评委会银熊奖。这个奖项既不是导演奖，也不是演员奖，是专门针对影片的，因此一直以来都是导演上台领奖。但就在导演张艺谋跨步走上台去领奖的时候，章子怡却紧跟着一起上去，这一举动，让全世界都看到了章子怡在领奖台上的美好形象。

对于这件事情，有人说她工于心计，有人说她不懂规矩，也许最高超的技巧是"纯真"，章子怡只不过做了一件孩子气的事——我想要，就直接去拿，为何要遮遮掩掩？率真和清纯正是章子怡的性格，也是她最令人欣赏的部分。

很多时候，你需要的就是生活中的一些情趣和孩子气，而你心里的那个俏小孩，也想用他的视角看世间。别忘记了他，这个俏小孩能牵引着你抵达梦想，让你慢一点老去。尽管，有时候他也被现实生活摧残了，可他并没有毁灭，他还是努力地生长着，直到你随风而去。

TIPS

六一儿童节，也可以是你的节日

心理压力是女性衰老的重要因素，不少年轻女性已出现了早衰现象，如身心疲惫、皮肤干燥、皱纹增加、发色枯黄、体重攀升等，所以女性要注意调整心理，"六一"同样是你的节日。

首先，抽出时间回忆童年时的游戏。

其次，可以和孩子们一起去看一场儿童电影。

再次，还可以玩自己童年时喜欢的活动，例如踢毽子。

最后，还可以买来自己童年时喜欢吃的食品，再次品味，让舌尖帮助自己一起回味。

放下椅子，精神内守可养生

人生无疑是苦乐参半的，要不断地经历相聚与割舍，成功与失败，快乐与哀伤，机遇与失落……种种境遇，难免会留下心结。那些无法释怀的人和事，就像一把"椅子"，被你扛着一路前行，腰压弯了，背压驼了，你仍舍不得放下，任它摧残了你的红颜。

正因为背负"椅子"踽踽前行的人越来越多，所以喜欢苏轼的人也越来越多。苏轼一生坎坷，三番几次惨遭流放，无论怎样的逆境，他都能认真地活在当下，努力在生活中挖掘快乐元素，即便被贬到当时中国最偏远的地方——海南，他也依然享受人生，以达观的心态观照生命。他与农夫对饮，悉心研究养生之道，花草虫鱼湖光山色都成了他吟诵的对象，给后人留下了宝贵的财富。

那么，现代人要如何做才能放下肩上的"椅子"呢？

- 无事以当贵。即不要把功名利禄、荣辱过失、爱恨情仇纠结于心，相信你遇到的任何人任何事都是有意义的，或是提醒你，或是点拨你，或是磨砺你，或是提升你。从一开始就不要太计较、太在乎，守住自己的心，不为外物外事所烦乱，"精神内守，病安从来？"这比大贵更能使人尽享天年。

- 学会转移注意力，用行动来改变心境。心空只有那么大，装满了痛苦，自然就没余地盛放快乐了。向苏轼那样将目光投向美好事物吧。苏轼经常外出游览、登山、打猎、射箭，既锻炼了身体，也开阔了视野，还陶冶了情操。当你郁闷时，不妨转移视线，做一些让自己快乐的事，比如绣一幅靠垫、做一道沙拉、改变一下发型，或是上一门课程班，让生命时时处在新鲜之中。

● 运用精神内守来解决问题。当你有了一种"行到水穷处，坐看云起时"的超然态度，你会发现，那些纠结于心的人事或是困厄也迎刃而解了。

有两个人，在同一个单位工作，都是勤勤恳恳、踏实工作，可是，工作很长时间都没有得到上级的提拔。直到 8 年后，终于有了一个可以提拔的机会，领导却提拔了第三人，她们两个人的提拔，成了泡影。此时此刻，不公平的待遇，便成了她们肩上的"椅子"！

正当她们扛着"椅子"生活时，那个被提拔的人调出去了。于是，又有了提拔的机会，不过只能是二者取其一。这时，未被提拔的同事甲，看到了事情总处于变化中，就及时地调整了心态和工作态度。不久，单位增设机构，干部调整。同事甲顺理成章得到了提拔，且身在两处任职，发展的前景更加宽阔。"高下不相慕"，这就是同事甲表现出来的美好品质，也是《黄帝内经》里一句重要养生格言，意思是人们社会地位有高低，但都不要互相倾慕而应各安于本位。

资源是有限的，人生需要用大尺度来丈量，工作生活上不如意事常十之八九，你要知道的是"一切皆流，无物常在"，更多的时候你要以内守、与世无争、心不妄动的心态参与这个社会的竞争，以"慢"和"等待"来寻求更好的机会。人生苦短，不喜平淡，没有什么可以成为你内心解不开的结。聚散以礼，相濡以沫，有时候也不如忘情于江湖，该忘的应该忘，该放的应该放，坚信只要自己在路上，此花不开，一定会意外地遇到彼花。

从现在开始，不要再抱怨你的专业不好，你的学校不好，你的工作差、工资少，空怀一身绝技没人赏识，也不要再抱怨你住在狭窄的房子里，你的爱人穷，你没有一个好爸爸……保持一颗安静的内守的心，就算生活给你的是垃圾，你同样能把垃圾踩在脚底下，登上世界之巅！也能体味到人生的真味！

TIPS

赶走焦虑的心魔

要想消除心中的焦虑，不妨从下面的办法做起：

"我不是完美无缺的。"世界上每一个人都有缺陷和弱点，只要自己尽了力就好。

不要过分顾及和迎合他人。按照自己的思考生活，不要过多地关心别人对自己的品评议论。

尽快排除挫折造成的压力。可以通过向好友倾述、外出旅游、转换目标等方式宣泄，释放由挫折所造成的心理压力。

独自去消解。其实，疲惫了，忧郁了，为什么不停下来歇一歇呢？在办公室与家的两点一线之间，找一处让心灵暂时逃避的第三地，将人生重负稍放片刻，在那里"虚度一下光阴"，又有何不可呢？

别在意别人疑惑的眼神，独自来消遣，就是为了远离工作和生活，那些乱七八糟的事，不属于此时的你。

要和谐，不妨来一点"轻食"法则

"轻食"一词是指简单的料理，起源于日本，最主要的概念就是吃七分饱，只要让肚子不饿的食物量就足够了。只要是清淡、低热量、不加重身体负担的食物都可当作轻食的食材，持之以恒可以让身体更健康。后来，这一词的外延不断扩大，由美食扩充到了情感方面。

受中国传统观念的影响，女性把感情看得很重，很容易为此苦恼。其实，感情就像一把沙子，握得太紧，沙子反而易流失。所以，经营和谐感情时，不妨向健康饮食学习，来一点轻食法则会让你的心灵更轻舞飞扬。

快乐法则 1：清淡，不黏黏糊糊

中国女人从小就被教育要恋爱，要成家，要找到好的男人，才会幸福。但现在这个社会充满了自由意识，而且又那么丰富多元，使女人很容易产生错位感，很迷惘。这条法则有别于以往把感情看得比任何事情都重，不主张做遇到情感挫折就一哭二闹三上吊的女人，而是强调看待感情就如同调制一碗沙拉，可以依照自己的心情去挑选想要的沙拉酱及配料，保有自己的选择权，不让人帮忙倒沙拉酱或乱加东西。

在谈恋爱的时候与对方保持一定距离，留给彼此一定的空间，绝对不会让自己陷入无法自拔的状况。追求幸福的时候，态度越洒脱，也就越容易握牢幸福之手。

快乐法则 2：给自己多些选择，绝不"偏食"

主张"轻食法则"的女人很清楚自己的情感需求，在未做最后决定前，不会把风险集中在一个男人身上。

她们一般主张对每个追求的男士都会给予一定的机会，提供给自己多样的选择，就像均衡的饮食需要多色彩的蔬果一样，她们会为自己提供多种不同的恋爱方式，以便更了解自己真正的需求。而且，享受不同男人的宠爱能够让自己更加年轻、更有活力，这样的女人，更能够掌握自己的命运、自己的未来。

快乐法则 3：只选合口味的天然"食材"

对于奉行天然美好的"轻食一族"来说，对感情当然是不强求，不勉强他人，也不勉强自己。合得来就走下去，不合自己胃口就潇洒地说声"谢谢，再联络"，她们绝不允许自己的感情受到任何人为加工的产品或做作行为的吸引。

所有的假装、武装、变装在她们的眼里都是假的，都是虚的。唯有真实呈现自己的男人才有可能获得青睐。

快乐法则 4：没什么是必不可少的

主张"轻食法则"的女人认为，感情不是生活的唯一，爱情永远都不会是人生的全部。

为了不让自己的人生灰暗和平淡无奇，只要是能让自己变得更好、更美、更健康的事物，她们绝对抢着争取。对自己有正面影响的男人，她们会张开双手欢迎；但要让她们因为男人的关系而暗淡失色绝对是白费工夫，因为她们梦想的是一片更加广阔蔚蓝的自由天空。

快乐法则 5：不给自己增添负担

遵守"轻食法则"的她们，对于让自己身体有任何负担的多卡、多油、重咸、重调味料的食物一律敬而远之，在感情的世界里面也是如此。

　　在筛选自己的异性伙伴时，她们不在意对方可以为自己提供什么，更不会让自己成为对方的负担。她们对男友的要求是不要勉强自己去负担非自己该负担的，尘归尘，土归土。相对而言，适时的关怀、相处的快乐与支持及对私人空间的尊重更为重要。要做轻食美女，就一定要清楚自己要的是什么，而不是被要求什么就做什么。

东方智库会员服务卡

感谢您对"东方智库"系列图书的认可与支持。当您购买了东方智库系列图书的任何一本书后，请将服务卡邮寄给我们。您将马上成为东方智库俱乐部的会员，不定期地收到东方智库最新的图书信息和相关资讯，并获得购书的折扣优惠。

为了更详细地了解您的阅读习惯和个性化的服务要求，我们正在进行读者调研。您的每一个建议都可能成为我们今后编辑、选题的依据。您的个人信息将被妥善保存，并将只用于把我们的书做得更好。

智慧在东方飞扬，来吧，我们期盼着您的参与！

· 请 您 参 与 ·

1. 您购买《狠狠爱自己》的时间是_____年_____月

2. 您是通过何种途径知道和购买本书的？

   ☐ 他人推荐　　☐ 逛书店　　☐ 机场　　☐ 培训班、教材

   ☐ 报纸、杂志　　☐ 网络　　　☐ 邮件信息

3. 请您在以下几个方面对本书给以评价

	很好	好	一般	差	很差
书 名	☐	☐	☐	☐	☐
专 业 性	☐	☐	☐	☐	☐
实 用 性	☐	☐	☐	☐	☐
观念新颖	☐	☐	☐	☐	☐
装帧质量	☐	☐	☐	☐	☐

4. 您当初是怎么决定购买这本书而不购买其他相关书的？

   ☐ 它确实写得很好，符合我的要求

   ☐ 虽然它写得一般，但已经是我看过的所有相关图书中最好的

   ☐ 没办法选择，我找不到其他相关图书

   ☐ 公司要求购买的，或相信专家及同事的推荐

   ☐ 其他 _____

5. 这本书的哪些因素能促使您决定购买？（按重要度排序，请填写阿拉伯数字）

   ___书名　___封面　___目录　___内容　___文笔通俗　___定价　___专业性

（背面还有，请填写）

6. 您认为这本书的定价为多少更为合理?

    A. 25 元以内   B. 25~30 元

    C. 30~35 元   D. 35 元以上

7. 您觉得这本书哪部分写得最好,为什么?

8. 该书的上述内容中,您觉得哪部分内容可以突出些? 哪部分简化些?

9. 您认为本书还需要改进的地方是?

10. 您对本社图书方面的出版建议是?

-------------------------- **您的个人资料** --------------------------

姓名:_____   性别: □ 男 □ 女   出生年月:_____年_____月

文化程度   □ 硕士以上   □ 本科   □ 大专   □ 高中／中专／技校

工作单位:_____   职位:_____

通信地址:_____

邮政编码:_____   电话:_____   E-mail:_____

-------------------------- **请与我们联系** --------------------------

地址:北京市海淀区交大东路 60 号舒至嘉园 3 号楼 1101   邮编:100044

电话:010-62239845   传真:62234081   E-mail:morch@vip.sina.com

联系人:郑春蕾   手机:13701253668